（日）李启充 著 徐蒙 译

美国医疗的
光明与黑暗

——从系统防止医疗失误到保险、药品市场

求真出版社

图书在版编目（CIP）数据

美国医疗的光明与黑暗——从系统防止医疗失误到保险、药品市场/（日）李启充著；徐蒙译. —北京：求真出版社，2012. 1

ISBN 978 - 7 - 80258 - 137 - 1

Ⅰ. ①美…　Ⅱ. ①李…　②徐…　Ⅲ. ①医疗保健事业—研究—美国　Ⅳ. ①R199. 712

中国版本图书馆 CIP 数据核字（2011）第 214456 号

Authorized translation from the first Japanese language edition, entitled
李 啓充・著「アメリカ医療の光と影　医療過誤防止からマネジドケアまで」

著作权合同登记号　图字：01 - 2010 - 0398 号

美国医疗的光明与黑暗
——从系统防止医疗失误到保险、药品市场

著　　者：（日）李启充
译　　者：徐　蒙
出版发行：求真出版社
社　　址：北京市西城区太平街甲 6 号
邮政编码：100050
印　　刷：北京中印联印务有限公司
经　　销：新华书店
开　　本：880 × 1230　1/32
字　　数：139 千字
印　　张：6. 75
版　　次：2012 年 1 月第 1 版　2012 年 1 月第 1 次印刷
书　　号：ISBN 978 - 7 - 80258 - 137 - 1/R · 49
定　　价：26. 00 元
编辑热线：（010）83190019　83190238
销售热线：（010）83190289　83190292　83190297

谨献给恩师
今中孝信先生

目 录

第一章

系统防止医疗失误

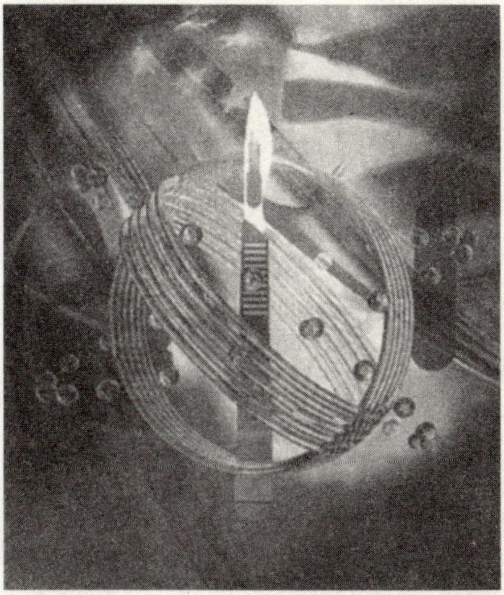

01 药物一旦进入静脉

从医学院毕业后，他来到一个地方城市的综合医院实习。两年临床实习期间，他经历的许许多多的人和事，都让他难以忘怀。其中，注射和抽血培训的场景尤其让他记忆犹新。新医生们连止血带尚不会用，却被突然要求互相练习静脉抽血。无论是抽血的，还是被抽血的，无一例外，脸上都满是恐怖和紧张。现在回想起来，他也不禁莞尔。

终于开始静脉注射实习了，指导医生是一位已有两年住院医生经历的先辈。实际注射前，他突然问道："静脉注射中最重要的是什么？"

"不要混入空气"、"无菌操作"、"不要将药液遗漏到静脉外"，答案多多，却无一命中。连这点儿都不知道吗？住院医生的口气流露出责备，然后给了他们铭记一生的答案："最重要的是要切记药物一旦进入静脉，是绝对收不回来的。注射错的药剂，绝对是'覆药难收'。作为医生，一定要谨记，切记！"

"药物一旦进入静脉，是绝对收不回来的。"他做梦也没有想到，当年先辈的告诫，他会以彻心透骨的痛来体验。

02　防止医疗失误的历史

医疗失误，源远流长

医疗失误的历史，几乎与医疗一样源远流长。医疗活动是人而不是神的行为。是人，孰能无过？

世界上最古老的成文法典——《汉谟拉比法典》（Code of Hammurabi），制定于公元前 18 世纪，为古巴比伦王朝法律。该法典第 218 条规定："因手术导致患者死亡，或者切除肿瘤时导致患者失明的，需砍掉医生的双手。"这条法律的初衷，大概不会是要解决医生过剩的问题吧？

历史的车轮向前碾进。到了古希腊时代，著名的希波克拉底誓言①（the Hippocratic Oath）在历数了医生对患者的各种责任后，强调指出，"不管怎样，都不要伤害患者"。可见当时的人们已经清楚地意识到，医疗者可能对患者造成伤害。

医疗失误招致对医疗者的不信任，这一点古今同然。罗马时代的博物学家大普林尼（Gaius Plinius Secundus）就留下了这样的告诫之语："对医生，决不可掉以轻心。医生这

---

① 古希腊时代医圣希波克拉底亲自撰写的医疗者誓言，大力倡导高尚的医疗伦理。欧美医学生在毕业典礼上朗读该誓言，已成为悠久的传统。

种职业，就是以患者的生命为代价，来磨砺自己医术的。正所谓‘一代名医万骨枯’。一旦治疗失误，患者受到伤害，医生总是将责任推给患者。”

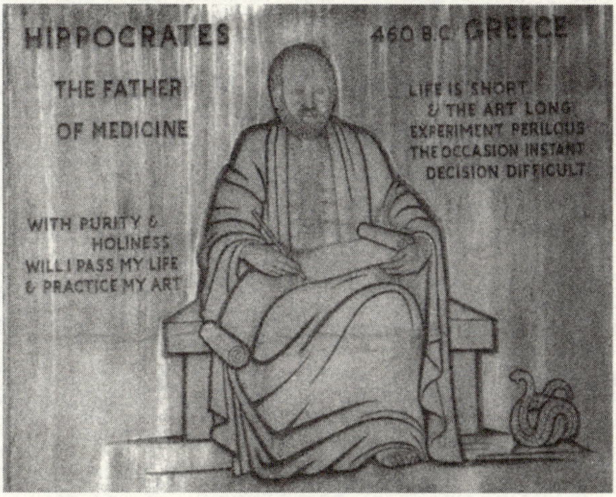

希波克拉底

（爵士林糖尿病中心 Joslin Diabetes Center 墙上浮雕）

医疗者教条主义

纵观历史，不难发现，医疗者会失误，这是不言自明的。然而，医疗界却一直走不出误区，即坚持医疗者绝不能失误，并企图完全杜绝医疗失误。长期以来，医疗界就这样愚蠢地做着徒然的努力。医生非神，却被要求像神一样完美。

医疗者自身也以不发生失误为前提构建医疗体系。这与绝对不能失误的教条没有本质区别。实际上，应在医疗者也会失误的前提下，以从失误中学习的理念重新构筑医疗体系。长期以来，医疗界却疏于做出这样的努力。

例如，管饲营养液被误作静脉输液，造成患者死亡的事件多次发生。防范措施却只停留在口头说教上，如“一定要注意，别再将导管插错了”等。如果改变思路，就可发现，只要将管饲营养液导管和静脉输液导管做成不同的样式，就很容易避免弄错导管了。

在医疗者绝不能失误的教条禁锢下，医疗者的心中也深深烙下了失误就等于耻辱的观念。无疑，这成为医疗界隐瞒医疗失误的精神土壤。1847 年，美国医学会（American Medical Association，AMA）成立之初，伦理纲领就这样写道：“医生之间不得相互诋毁。医生之间的讨论内容不得向患者泄露。”医疗者协会实行保卫同行利益第一、患者安全等而下之的做法，其用心不言自明。

防止医疗失误的努力

20 世纪 10 年代，E. A. 科得曼（Ernest Amory Codman）在担任美国外科学会（American College of Surgeons）下属的医院标准化委员会（Hospital Standardization Program）会长期间，为促进医疗质量标准化倾尽了心力。1951 年，他的努力开花结果：美国医疗机构评审联合委员会（Joint Commission on Accreditation of Healthcare Organizations，JCAHO）成立。

科得曼还提出医疗效益不应以经济指标来衡量，而应该考虑在多大程度上增进了患者利益。为此，他倡导实行医疗失误报告制度化，从系统上防止医疗失误的发生。但是，他的这个提案最终实现却经历了 80 多年的漫长岁月。

1994 年达纳 - 法伯肿瘤研究所（Dana-Farber Cancer Institute）发生过量抗癌剂致死事件①。1995 年，以该事件为开端，众多医疗失误事件相继曝光。全社会对医疗的不信任加剧，美国医疗者终于不能再坐视了。他们开始进行防止医疗失误的系统化努力。

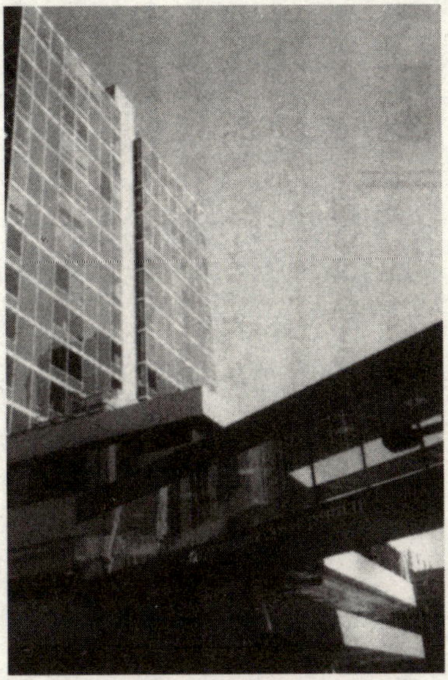

达纳 - 法伯肿瘤研究所

① 该研究所在肿瘤的临床、科研上处于世界领先水平。乳腺癌患者 B. A. 勒曼（Betsy A. Lehman）为《波士顿环球时报》（the Boston Globe）记者，参加了该所的一项临床药物试验，但最终因治疗计划书中的程序确认含糊不清、抗癌剂过量使用而死亡。

1995 年，医疗机构评审联合委员会开始实施警示性事例（sentinel events）报告制度，建立医疗失误数据库，研究相应的防止对策。

批评失误个人的疏忽并不能防止类似医疗失误；只有分析失误的根本原因，改善医疗体系、过程中的缺陷才是真正的对策。正是在这种共识下，美国开始了从体制上防止医疗失误的努力。

03 案例1 弄错药剂事件

意外死亡

1995年12月13日，本·科尔勃（Ben Kolb，7岁，男）与母亲塔米（Tammy）一起来到位于佛罗里达州斯图亚特市的马丁纪念医疗中心（Martin Memorial Medical Center）。本在2岁和5岁时，曾在这儿做过耳鼻科手术。这次来是去除以前手术留下的瘢痕。为疏解本的恐惧，塔米与他聊起了足球（本是校足球队队长）和圣诞节的话题。推进手术室时，本已经完全放松下来。吻别后，塔米挥手祝福儿子：“祝你一切顺利！”

手术开始了。麻醉导入没有任何问题。可是，耳鼻科医生在手术部位局部注射利多卡因（Xylocaine）后，本却突然出现心率加快、血压上升的危急情况。麻醉医生G. 麦克伦（George Mclain）迅速赶到手术室，努力稳定本的循环状态。9分钟后本的心电图开始出现紊乱，心率和血压也急剧下降。循环状态发生急剧变化，是不是利多卡因注射液内含有的肾上腺素（epinephrine）使本的机体产生了过激反应？

手术终止，立即开始心肺复苏抢救。为让本的心脏恢复功能，麦克伦等竭尽全力进行抢救，其他手术室的医生也赶来帮忙。1小时40分钟后，心跳终于恢复，本被送入重症监护室。

本进入手术室后 3 小时，耳鼻科医生和麻醉医生麦克伦出现在塔米面前，告诉她，本在手术中心脏骤停，全力抢救后心跳恢复，但仍处于昏迷状态。惊闻噩耗，塔米一时还反应不过来。

“一定会醒过来的。电视里也有这样的情形。本，等你醒过来，马上就给你圣诞礼物。早就准备好了的。”

父亲提姆（Tim）和姐姐也赶到医院，一家人在重症监护室里本的床头度过了一夜。

本进入手术室后 24 小时，在父母的同意下，呼吸机撤离，本宣告死亡。

真诚应对

D. 哈斯（Doni Haas）护士是马丁纪念医疗中心的风险管理部主任。患者在手术中心脏骤停，开始心肺复苏抢救时她即得到通知。

哈斯在第一时间赶到手术室。本的情况稍微稳定后，她立即向医生听取发生意外时的具体情况。作为风险管理部主任，她的首要职责就是保全证据，同时防止类似的危险危及其他患者。

尽管尚不清楚本突发意外的原因，哈斯仍按程序将使用过的药品、注射器封存。考虑到可能由药物不纯引起，她通知药房使用药品的批号，指示回收、封存病房所有同一批号药品。接到通知后，药房也向国家药品副作用监测中心（the National Adverse Drug Event Monitoring Centre）报告这起疑似药品事故，以及涉及药品的名称、批号，同时联系检测机构鉴定注射器中的残留药物。

这些都是作为风险管理部主任的本职工作。最让哈斯倍感艰难的是如何抚慰患者家属。事发后，耳鼻科医生与麻醉医生已对家属作了情况说明。手术室主任还请来了医院的牧师，为家属提供精神支持（主治医生说明情况后，1 名牧师一直陪伴在家属身旁）。

12 月 15 日，本死亡后第二天，哈斯与家属见面。表示哀悼后，她承诺“将竭尽全力调查本死亡原因”。

7 岁男孩在手术中意外死亡的事件，当地媒体也进行了大量报道。医院尊重家属意愿，不向媒体发布任何有关信息。

同一天，医院首席执行官 R. 哈曼（Richmond Harman）向全院职工发表了一封公开信。公开信情真意切，强调了对家属的同情与关怀。

“昨天，7 岁患者本 · 科尔勃去世了。我们感到无限悲痛，谨向患者家属表示最深切的哀悼。

“本在我们医院进行的是耳鼻科普通手术。这样的手术，我们医院已经进行过数千例，没有发生过一次医疗失误。然而，这次却发生了肾上腺素过敏意外。虽然我们竭尽全力抢救，但仍然没能挽救本的生命。

“‘为什么是本?’对于家属的这种心情我们万分理解……具体原因也许永远是个谜，但是我们一定要彻底调查。

“家属有权利将他们的悲痛诉诸媒体。但是作为医疗者，我们有保守患者隐私的义务。患者家属有权利公开信息，我们却没有。”

医疗失误发生后，医院应该怎样应对呢？其实并没有特别的规则。马丁纪念医疗中心采取的一系列应对措施都是自发的行为。他们医院的行医宗旨是“仁慈医疗”。

彻底调查

对于本在手术中意外死亡的不幸事件，马丁纪念医疗中心成立了以风险管理部主任哈斯为首的调查组来进行调查。

本在局部注射利多卡因后，随即发生循环衰竭。调查小组开始调查时，考虑了以下 3 种可能性。

（1）罕见的药物剧烈过敏。由于这是患者第三次进行该类手术，而前两次并没有出现任何异常，所以机体特异体质过敏的可能性很低。

（2）注射液不纯，含有其他杂质。为确认手术中注射的内容物，医院已将当时使用的注射器及药瓶送到佐治亚大学（the University of Georgia）的检验科检验。

（3）手术小组弄错注射液，注射了别的药物。作为常规手术，医院已做过几千例，发生这种致命性错误的可能性也很低。

不管怎样，患者循环衰竭发生于局部注射利多卡因后，这是不可辩驳的事实。哈斯等决定集中调查局部注射时的操作流程。

哈斯向手术小组成员详细了解情况，并要求他们将各自的操作流程画出来，必要时具体到手术器械的摆放位置。

哈斯发现，耳鼻科手术时，在无菌手术区内只有两种药液，一种是局部麻醉用的利多卡因注射液，另一种是止血用的外用肾上腺素1000倍稀释液，两种药液以不同容器区分。利多卡因放在金属杯子里，稀释的肾上腺素则放在塑料杯子里。在美国的医院里，这是常规做法。马丁纪念医疗中心已经成功做过几千例这样的手术，一直是这种做法，没有发生过任何问题。

对没有参与当天手术的相关医护人员，哈斯也进行了调查，详细询问两种药液的配制以及送到无菌手术区的操作流程。通过反复对比，她终于发现各工作人员的操作流程存在细微差异。连续几个工作人员操作方法的差异，有可能最终导致两种杯子中的药液被弄混。这一发现令她目瞪口呆。

12月20日，手术后1周，佐治亚大学的检测报告出来了，“注射液不是利多卡因”。调查小组不得不面临这样一个事实：即患者死亡原因是注射了错误的药液，医院方失误的可能性非常大。

如果继续查明注射液究竟为何物，其结果只能证明是医院存在失误。但是，马丁纪念医疗中心还是决定寻找检测机构，查明注射器中的内容物。对此，哈曼首席执行官是这样解释的：“如果在这一时点终止调查，患者死亡原因将可能永远是个谜；也不利于改进现有手术室体系；主刀医生和麻醉医生也许会自责一生，以为是自己的失误导致患者死亡。”

1996年1月5日，本死亡后3周，宾夕法尼亚州的检测机构传来检测报告：注射器中的内容物为肾上腺素1000倍稀释液，而不是利多卡因。至此，本·科尔勃的死亡，证明完全是医院的失误。

本临死前痛苦吗?

调查小组首先向佛罗里达州的法医报告了弄错药剂的事实，但请求其在向家属说明之前，不要将死因公之于众。接着，他们将检查结果告知患者家属，然后是主刀医生和麻醉医生。

1996 年 1 月 8 日，哈斯与麻醉医生麦克伦艰难地向患者家属做了情况说明：包括医院封存手术时使用的注射器、药瓶，其内容物的鉴定、检测结果，以及注射错误药液导致本死亡的事实。哈斯代表医院向家属谢罪。当天傍晚，在双方律师陪同下，医院与家属就赔偿达成了和解协议。其后，家属表示，希望再见一下哈斯和当事的医生们。

父亲提姆进入会谈室后，首先拥抱了主刀的耳鼻科医生。然后，他问出了本去世后，家人们一直揪心的问题。

“本心脏骤停时，他觉得恐怖吗？很疼吗？他到底承受了多大痛苦?”

如果和医院发生诉讼，恐怕就不可能当面向手术医生提出这种问题了吧？医生们解释说，当时是全身麻醉，本绝对不可能有任何痛苦。家属们悬着的心终于放下来了。麦克伦还表示：“即使是我们自己的孩子，也是采取同样的措施。”

家属们接着问道：“我们可以继续到马丁纪念医疗中心就诊吗?”这可完全出乎预料，哈斯和医生们感极而泣，无不哽咽着答道：“当然，当然!”

接着，家属们建议不要因同样的错误，让别的孩子也失去生命。他们希望将本的不幸经历公之于众。

哈斯和医生们立即承诺，一定向其他医疗者公布事实，以共同从本的死亡事件中吸取教训。他们一直信守这个承诺，直至如今。

做正确的事

本·科尔勃的死亡完全是由医院方的失误造成的。对此，马丁纪念医疗中心采取了诚实的应对方式。麻醉医生麦克伦更是感慨万千："处理这类悲剧的最好忠告是对患者和家属做正确的事；绝对不能以医院利益优先。通过这件事，我更加确信了。"哈斯则表示："本末倒置、一心关注赔偿责任的做法，肯定是行不通的。"

在拙著《市场机制下，美国医疗风雨飘摇》一书中，笔者曾介绍了在美国达纳－法伯肿瘤研究所发生的过量抗癌剂致死事件。令人遗憾的是，在日本，我却听到多位医疗界人士透露："我们那儿也有因类似错误导致患者死亡的事件。可是最后都不了了之。"当然，日本医疗者隐瞒医疗失误的动机也并非不可理解。

明知自己的失误危及他人生命，却故作不知、放任自流，这在社会上是绝对不允许的；医疗者隐瞒失误就可免于伦理、法律责任，也是绝对行不通的。医生、医院隐瞒信息等不诚实做法，只会增大患者家属的精神痛苦。本来，家属因医疗失误失去亲人，已处于极度悲痛中。如果医院再采取欺瞒的手段，无疑是火上浇油，更容易让家属陷入怨恨或愤怒情绪之中，难以自拔。

1847 年美国医学会成立时，伦理纲领规定“医生不得向患者透露临床信息”。20 世纪 90 年代，其最新的伦理纲领，对医疗失误的信息公开义务却规定：“因医生失误，导致患者出现严重并发症的情况时有发生。医生有义务向患者告知事实真相。患者只有在了解所有信息后，才能对其后的治疗做出‘知情判断’。因告知真相而可能产生的法律问题，不应影响医生对患者的诚实。”

无疑，防止医疗失误的最好办法在于彻底贯彻从失误中学习的原则。隐瞒失误，等于医疗者自身放弃了从失误中学习的机会，并可能重犯类似失误。而很多医院的做法恰恰是将失误归咎于个人疏忽，并予以谴责。谴责个人疏忽，实际上是助长了隐瞒的风气，也更容易流于口头说教，如“不要再犯同样的失误，今后一定要注意啊”之类的，从而疏于采取任何有效的对策。调查失误的根本原因，构筑防范对策，才是解决问题的关键所在。

构筑免责体系，从失误中学习，是防止医疗失误的第一步。无疑，只有在谁也不受谴责的前提下，才能坚持实施持续质量改进体系，即不论出现多小的失误，一定要找出原因，建立相应的对策。在本·科尔勃事件中，对两位弄错药剂的当事医生，马丁纪念医疗中心并没有给予任何处分。他们认为，应谴责的不是个人，而是导致这一失误产生的体制本身。

1998 年 10 月 19 日，马丁纪念医疗中心与美国医学会的患者安全基金（National Patient Safety Foundation）等共同主办了防止医疗失误论坛，中心议题正是“做正确的事”，也藉以悼念本·科尔勃。

04 案例2 过量药剂事件

一张处方笺

1996年8月的一个晚上，约瑟·马提内兹（Jose Eric Martinez，2个月，男）被送到位于得克萨斯州休斯敦市的赫曼医院（Hermann Hospital）急救。他被诊断为先天性心室间隔缺损，因出现急性心衰竭，需住院治疗。

根据病情，医生们准备给约瑟注射强心剂地高辛（Digoxin）。病房的住院医生和值班医生按约瑟体重计算，确认地高辛剂量为0.09mg。这时，住院医生在处方笺上误将剂量写成0.9mg，约瑟也因这一错误而踏上了不归路。

值班医生确认处方笺时，也没有发现其中的书写错误，便直接签字了。在美国，通常将0.09mg前面的0省略掉，写成“.09mg”。值班医生很可能想当然地把处方笺上的0.9mg误作.09mg了。

处方笺传真到药房后，药剂师怀疑剂量太大，便用内警铃呼叫住院医生。此时住院医生已经下班回家，内警铃也关闭了。药剂师便将处方笺放到咖啡壶上。赫曼医院药房长期以来有这样的做法，即放在咖啡壶上的处方笺是需要再次确认的。

不久病房的跟踪处方笺送到，药剂师助手直接按处方笺上的剂量进行配药后向注射器中吸入地高辛0.9mg，然后请药剂师确认。但是，药剂师并没有注意到助手请他确认的这张处方笺，与刚才传真过来、他怀疑剂量过大的那张处方笺为同一内容。他只确认了注射器上贴的标签剂量与处方笺上的是否一致，便批准将注射器送到病房。

这样，送到儿科病房的地高辛注射液剂量，不是0.09mg，而是0.9mg，是正确剂量的10倍。病房值班护士接到注射液后也觉得可疑，便请求在场的住院医生确认剂量是否错了。这位住院医生虽然计算出正确剂量为0.09mg，但他也只确认了0和9两个数字，而没有注意到小数点位置错了，因而告诉护士，“剂量相符”。该护士再次请求别的护士确认，但后者也只确认了注射器标签和处方上的剂量是一致的，却不知道处方笺上“0.9mg”的剂量原本就是错的。

晚上9点35分，0.9mg地高辛注射液开始进入约瑟体内，是20分钟缓慢滴注。晚上11点，约瑟开始呕吐。由于一开始就觉得剂量可疑，负责注射的护士立即意识到呕吐是洋地黄（Digitalis）中毒症状，遂迅速给予抗洋地黄药物。然而，约瑟的症状却不断恶化。虽然医生们全力抢救，他最终仍因用药错误而结束了仅2个月的短暂生命。

从开处方到用药的几个阶段中，多名医务人员都曾觉得用药剂量可疑，而且几经确认，但最终还是出现婴儿意外死亡这一令人痛心的结果。

防止用药错误

过量药剂死亡事件发生时，赫曼医院正全力准备迎接医疗机构评审联合委员会的定期审查。是否主动报告这起死亡事故呢？尽管没有义务，医院高层还是决定报告事件真相。结果，医院受到监察处分，并被责令分析过量药剂事件的根本原因，建立相应的防范对策。

首先，赫曼医院增设了质量改进部，以期改善诊疗质量。一旦发现处方、用药错误，立即分析原因，防止再次出现类似药物事故。他们的分析结果显示：1/3 的错误源于沟通不畅；1/2 源于违反操作程序；另外在周末和节假日，药物事故发生率高。

根据分析结果，医院修改了处方、配药、用药、患者用药后观察等全过程的跟踪记录模式，也即采用全面质量管理体系（Total Quality Management，TQM）和持续质量改进体系（Continuous Quality Improvement，CQI）。这两种体系皆是由美国企业开发、日本产业界改进发展而成的。20 世纪 80 年代末，美国也盛行将这两种体系引入医疗领域，以应对管理医疗中支付方的成本削减压力，同时为消费者（患者）提供更安全的医疗服务。

其次，赫曼医院引入了计算机管理系统，以防止药物剂量过量。1998 年 11 月，在加利福尼亚州，由美国患者安全基金、医疗机构评审联合委员会等五个团体共同主办了以“减少医疗失误，增进患者安全”为主题的研讨会。赫曼医院首席执行官 J. E. 唐布尔（Joanne E. Turnbull）专门做了题为“减少药物事故对策”的报告。此时，距约瑟·马提内兹过量地高辛死亡事件发生后 2 年多，该医院药物副作用事故发生率下降了 60%。

为减少药物副作用（Adverse Drug Events，ADE）事故，

很多医院都采用了计算机管理，其有效性已得到证明。例如布莱根妇女医院（Brigham and Women's Hospital）采用计算机联网处方后，药物副作用事故发生率大幅度下降，即从引入初期的每1000住院日10.7件减为4.9件（美国医学会杂志 the Journal of the American Medical Association, JAMA 280: 1311, 1998）。

在布莱根妇女医院采用的计算机系统里，医生联机开处方时，处方药物及相关信息会自动出现：①同样药效的药物清单；②药物的合理用量；③患者的临床检查数据（例如：开利尿药呋噻米 Furosemide 时，患者的血钾值 Kalium）；④处方后必要的检查（例如，处方氨基糖苷 Aminoglycoside 时，检查患者的血清中氨基糖苷浓度）；⑤确认过敏信息；⑥确认药物相互作用等。

最后，坚持团队医疗。在赫曼医院过量药剂事件中，虽然药剂师、护士等多位医护人员都曾觉得可疑，并进行双重确认，但最终却仍未能防止失误发生。其后的根本原因分析指出，未彻底实行团队医疗是原因之一。当时，负责点滴注射的护士怀疑剂量过大，然而在她出生成长的国家里却存在这样的文化氛围，即“护士怎么能质疑医生的指示！女性也不能对男性提出异议呀”。分析指出，如果她当时没有这样的“顾虑”，也许这起不幸失误就可能避免了。

如上所述，防止医疗失误的首要对策在于从失误中学习；其次则是树立个人免责的文化氛围和团队医疗理念。“唯医生是听”是催生医疗失误的沃土。

1999年7月，马萨诸塞综合医院（Massachusetts General

Hospital）报告：彻底实行团队医疗可有效防止医疗失误；药剂师成为医疗团队的一员，长驻病房，参加查房等工作后，医院的药物副作用发生率下降了2/3（JAMA 282：267，1999）。

药物副作用发生率高

医疗失误中，用药失误所占比例最高。药物医疗事故发生率到底如何？1995年，布莱根妇女医院与马萨诸塞综合医院共同做过一个药物副作用发生率调查，非常有名（JAMA 274：29－34，1995）。

该研究主要调查药物副作用发生率，采用两种方式进行。一是由护士和药剂师自己申报，二是由专职的护士查阅患者病历。此项研究中，药物副作用的定义为“与药物有关的医疗行为对患者造成的伤害”，不仅指狭义的药物副作用，还包含过量用药等医疗失误导致的副作用。

调查研究历时6个月。结果显示，住院患者中，药物副作用发生率为6.5%，还有5.5%的住院患者因纠正及时而侥幸避免。两者合计，每10名住院患者中，就有1.2名可能遭遇药物副作用风险。这两家医疗机构在美国是最先进的，其药物副作用发生率竟也如此之高，令美国医疗界受到不小震撼。

药物副作用造成的后果为：死亡率1%，有生命危险的危重症12%，重症30%，轻症57%。虽然药物副作用造成死亡的病例无法预防，但重症中有42%源于医疗者失误，轻症则只有18%。通过预防医疗者失误，越是重症，药物副作用风险降低的可能性就越大。

05 案例3 从“庸医”到“社会公敌”

唐帕截错肢事件

1995年2月20日，佛罗里达州唐帕市大学社区医院（the University Community Hospital，UCH），足部截肢手术。患者51岁，男性，患有典型的糖尿病性下肢坏疽症。手术室入口处的手术预定表上写着手术部位为“左足”。但患者另一足的坏疽症也比较严重，也许早晚也得截肢。主刀医生R. 桑切斯（Rolando Sanchez）洗完手后进入手术室时，患者已经麻醉，手术部位也已消毒完毕，手术洞巾也铺上了。桑切斯医生最后确认手术部位时，发现足背动脉完全没有波动，坏疽症症状明显。

手术进行得相当顺利，但到近70%时，一旁阅读病历的护士突然失声哭了出来。原来，她发现知情同意书上写的截肢部位是“右足”，而不是左足。虽然麻醉前患者也说是“右足”，但手术小组以为患者自己糊涂了，于是仍按手术预定表上的“左足”进行准备。护士发现错误时，一切已经无法挽回了。

如果护士准备手术时确认知情同意书内容，应该会发现手术预定表上的错误吧？手术动刀前，主刀医生没有确认知情同意书，因而也与护士犯了同样的错误。

虽然截错了肢，但术前已告知患者该足早晚也得截掉。至此桑切斯唯有完成手术，事后再向患者说明，以期取得谅解。

这就是“唐帕截错肢事件”，或以患者名字命名，称作“维利·金（Willie King）事件”。失误的起因是桑切斯的助手在手术申请表上将左右足填错了。手术开始前，助手发现了错误，马上电话通知手术室予以更正。但手术室的工作人员却只在电脑上更正了，忘了更正手术室入口处张贴的那张纸质表。

手术后5天，医院职工向当地电视台告发，事件曝光。然而媒体在报道时，却故意模棱两可，仿佛将完全健康的两足错截了。

与患者协议赔偿和解时，律师和保险公司都要求桑切斯保持缄默。面对媒体的歪曲报道，桑切斯有口难辩，也从此背负恶名，成为“连好足、坏足都分不清的庸医”。

为躲避媒体的围堵，桑切斯让家人住到朋友家，自己则住进汽车旅馆。他一心企盼截错肢事件风波消散，却不料前面还有更大的不幸等着他。

遭遇弄错患者事件

桑切斯1975年毕业于纽约大学医学院（New York University, School of Medicine），其后在医疗中心实习，担任外科资深住院医生等。1981年他回到故乡唐帕市开设外科诊所。据佛罗里达州医疗委员会（Florida Board of Medicine）记录，直至截错肢事件发生，桑切斯在14年的独立行医生涯中，没有卷入过任何医疗纠纷。无论在患者还是同行的眼里，他都是一位称职的好医生。

1995 年 3 月 3 日，距截错肢事件仅 11 天，大学社区医院又发生一起医疗失误事件。一位呼吸治疗师弄错患者，撤离呼吸机，致使一名 77 岁患者死亡。该呼吸治疗师刚休完产假，这是她上班后的第一个患者。呼吸机撤离后 10 分钟，护士发现异常，虽全力抢救，但为时已晚，1 小时后患者宣告死亡。死亡的患者患有脑中风后遗症，右侧肢体瘫痪，而左手被绑住了（避免抓挠鼻饲管）。发生呼吸困难后，他也无法按紧急呼救按钮。

然而医院并未及时向州医疗委员会报告。3 月 6 日、9 日，为截错肢事件，医疗委员会两次来医院进行紧急现场调查。直至 3 月 11 日，媒体曝光医院的弄错患者事件，医疗委员会才得知，并于 3 月 14 日再次实施紧急现场调查。

3 月末，美国卫生部（U. S. Department of Health and Human Services，HHS）医疗财政管理局（Health Care Financing Administration，HCFA）在接到州医疗委员会调查报告后，做出严厉处分：4 月 20 日前，如该医院尚未采取有效整改措施，将取消其适用公立医疗保险资格（老人医疗保险 Medicare 和低收入者医疗保险 Medicaid）。4 月 7 日，州医疗委员会也做出决定：在整改措施有效实施前，“停止除急诊以外的一切外科手术”。4 月 12 日，医疗机构评审联合委员会做出决定：停止其适用老人医疗保险和低收入者医疗保险资格（其后，该医院整改措施得到卫生部医疗财政管理局认可，该处分撤消）。

弄错患者事件发生后，截错肢事件和解的压力越来越大。律师们劝告桑切斯尽快达成协议，以平息事态。为此，桑切斯背着“庸医”的恶名，没有任何辩解机会，不得不在和解协议上签了字。结果，医院赔偿 90 万美元，桑切斯赔偿 25 万美元。

截掉脚趾，再上媒体

桑切斯一心企盼截错肢事件的风波早日平息。孰料，1995 年 7 月，仅 5 个月后，他的名字再次出现在媒体上，“未经患者同意，庸医桑切斯擅自截掉患者脚趾”。

患者是一名 69 岁女性。因糖尿病坏疽症，1993 年后，她曾两次在桑切斯处做手术。1995 年 7 月，她在唐帕市乡镇医院（Town & Country Hospital）就诊时，发现右下肢出现严重的坏疽症症状，桑切斯和其他外科医生建议她做右膝部以下截肢手术。但患者却表示绝不截肢，只同意做右下肢广泛廓清手术，并在知情同意书上签了字。尽管最终截肢不可避免，但考虑到能为患者争取一定的心理适应时间，桑切斯还是同意了患者请求。

据桑切斯表示，患者右足第四脚趾不是被截掉的，而是因坏疽症严重，在廓清过程中自然脱落。由于知情同意书上并没有写截掉脚趾，结果是相当于未经患者同意，擅自截趾，因此引发争议。手术室护士以手术违反知情同意书为由，向医院管理层报告，医院又立即报告了佛罗里达州医疗委员会。

根本未听取当事人任何申辩，州医疗委员会立即做出决定，停止桑切斯的行医执照，理由是“桑切斯医生已经严重威胁到社会健康、安全、福祉，必须严肃处理”。

如果不是唐帕截错肢事件中的“那个”桑切斯医生，这次意外就不太可能演变为一“大”事件了吧？州医疗委员会也不可能如此“小题大做”，紧急停止行医执照了吧？

1995年9月，佛罗里达州医疗委员会举行听证会，审理桑切斯涉及的两件医疗失误及处分问题。医疗委员会也是管理行医执照的机构，听证会可审查当事医生资质，做出处罚决定。听证会上，医疗委员会审查官充当公诉人，要求给予严厉处罚，“停止行医2年，监察5年，罚金1万美元”。

对桑切斯来说，自事件发生后，这才是他首次有机会为自己公开辩护。参与维利·金患者治疗的几位医生作证：截掉的左足完全不是误传的那样，健康、正常，而是早晚都得截肢的。审查官也承认，在维利·金事件上，桑切斯的处境值得同情；但同时强调，在防止医疗失误中，主刀医生负有最终责任，为罚一儆百，必须严厉处罚。

桑切斯的律师反驳：与类似的做错部位手术相比，审查官提议的处罚太重了；而且处罚一位当事医生，并不能防范类似医疗失误。最终，医疗委员会做出处罚决定：停止行医6个月，监察2年，罚金1万美元。处罚重于同类案例。对截错肢的“庸医”，怎可处罚太轻？不可否认，对社会舆论的顾忌也是一个重要因素。

1996年1月，桑切斯开始重新行医。1997年3月，在接受《医疗经济学》杂志（Medical Economics）采访时，桑切斯表示，真后悔听从了律师之言，一直保持缄默，背负着

"庸医"的恶名。他感叹，病人少多了。

弄错患者，三上媒体

1998 年 7 月，桑切斯的名字再一次出现在媒体上，报道称他因又一次医疗失误，被无限期吊销行医执照。事件发生在唐帕文科中心医院（Vencor Hospital Central Tampa)，该院是脑中风后遗症患者的长期康复医院。1997 年 11 月，桑切斯给住院患者连接静脉营养导管时，弄错了患者。佛罗里达州医疗委员会做出紧急处罚决定："桑切斯医生没有从一连串的严重失误中吸取任何教训，非常危险。他一而再、再而三地犯根本性错误，辜负了患者及州对他的信赖和托付。处罚无上限，只有吊销他的行医执照，社会才能免于其害。"这样，"庸医"桑切斯升级为"社会公敌"!

州医疗委员会仅仅根据护士的证词就立即做出处罚决定。护士作证，当时她建议确认患者腕带上的姓名，但桑切斯却无视她的建议，直接给患者接上了导管。患者患有脑中风后遗症，失语，89 岁。而桑切斯则反驳，正是护士告诉他，"大夫，就是这位病人"。他只是按护士的指示给患者接上了导管，弄错患者的正是护士本人。

两者证词完全相反。佛罗里达州审理这个案件的法官判定护士证言不可信，建议减轻处罚，从无限期吊销行医执照，减为停止行医 9 个月。他同时指出，虽然是护士首先弄错了患者，但作为医生，桑切斯也负有懈怠的责任，即接导管时没有确认患者姓名，也未征得患者同意。因此，停止 9 个月行医资格的处罚是适当的。如果没有之前的截错肢事件，医疗委员会就不会听信护士的一面之词，立即做出决定，无限期吊销行医执照了吧？也决不会仅仅因为接导管时没有征得患者同意，就处罚停止行医9个月了吧（在截错肢事件中，处罚也只是停止行医6个月）。

医疗失误的受害者，不仅仅是患者、家属，还有当事的医疗者。桑切斯医生遭遇的这三起医疗失误事件，设身处地想一想，有多少人敢断言，“自己绝不会出错”？

1995年2月，佛罗里达州，唐帕截错肢事件；1995年12月，佛罗里达州，本·科尔勃弄错药剂事件；1996年8月，得克萨斯州，约瑟·马提内兹过量药剂事件。在这些案例中，当事医疗者的资质并不存在重大缺陷；是体制的缺陷导致了医疗失误，即“在这种状况下，谁都可能出错”，这才是失误的根本原因。苛求当事医生资质，并加以处罚，完全是本末倒置的做法，并不能从根本上防止类似失误发生。

医疗失误对当事医疗者的影响，不仅是巨额罚金和吊销行医执照等具体性的处罚；更大的“伤害”可能是医疗者无尽的自责，“是自己的失误导致患者死亡（或给患者造成巨大伤害）”。

在本·科尔勃案例中，写错处方的住院医生事后向内科主任表示，自己不适合医生职业，请求取消行医执照。而值班医生则表示，他之所以痛苦坚守，是想让当事的住院医生明白：不是因为他不称职，事件才发生的。

单纯处罚医疗失误当事者，并不能解决问题；严惩不贷只会导致隐瞒错误，催生更多的医疗失误。如果不纠正体制上的缺陷，更多的患者、家属和医疗者就会受到伤害。

做错部位手术

1995年2月，桑切斯医生遭遇的截错肢案例，即是典型的做错部位手术（wrong-site surgery）。

1996年5月，在马萨诸塞州的昆瑟医院（Quincy Hospital），发生一起左右肾脏摘错手术。患者76岁，女性，同时做结肠癌和肾脏癌手术。手术先切除结肠肿瘤，然后由泌尿外科中途截台。泌尿外科医生触诊确认右肾存在结节性病变后，将右肾摘除。然而切开右肾结节时，他却发现只是囊肿，而不是肿瘤。医生们惊慌失措，只好再进行左肾手术，切除肿瘤部分。

这次医疗失误的起因是结肠手术外科医生的助手在手术申请表上将摘除部位填成了右肾。而泌尿外科医生也未及时将患者病历送到做手术的医院。双重失误下，主刀医生、护士们谁都没有注意到应摘除的是左肾，而不是右肾。X片在手术前刚刚挂上，泌尿外科却未对其再次确认，也犯了另一个错误。

昆瑟医院发生的左右肾脏摘错手术，桑切斯医生的截错肢手术，都有一个共同点：即主刀医生进入手术室时，手术部位都已消毒铺巾，准备就绪。动刀前，桑切斯确认“手术部位”存在坏疽症状；昆瑟医院的泌尿外科医生也触诊确认，“手术侧”肾脏存在结节性病变，这些“确认结果”加深了他们先入为主的印象，以至最终确信“手术部位准确无误”。

还有，这两起左右侧部位弄错的手术失误，都起因于计算机文字录入阶段。人们轻信计算机录入或打印出来的数据，并不仅限于医疗领域。随着诊疗业务计算机化程度加深，是否在文字录入阶段就应建立多重核对机制，加强信息管理，以避免出现弄错左右侧手术部位等严重失误呢？

做错部位手术发生率相当高，据医疗失误保险公司的美国医生保险联合会（Physician Insurers Association of America，PIAA，参保医生 11 万人）统计，1985 - 1995 年，该公司共对 225 件做错部位手术进行了赔偿。另外，据估算，如果一位整形外科医生平均工作 30 年，则一生中遭遇做错部位手术的几率高达 25%。

1997 年 10 月，面对不断曝光的做错部位手术事件，美国整形外科学会（the American Academy of Orthopaedic Surgeons，AAOS）发出通告：为防止做错部位手术，建议主刀医生在手术部位标记患者姓名首写字母。不少医院采纳这个建议，并将其作为术前惯例实施。但也有一些医院未能采纳，害怕引起患者不安。

对标记手术部位，患者普遍反映良好，不少患者觉得在身体上做记号很有意思。有些患者甚至自己在手术部位标记，“这儿疼”，或“是”（在另一侧标记“否”）。标记手术部位不仅可防止手术时做错部位，还可增进主刀医生和患者之间的交流。

比较上述两例做错部位手术，很容易发现，其中存在一定的“模式”。如果只分析个别案例，是很难发现失误模式，并建立有效的防范机制的。也就是说，仅仅依靠医疗机构各自努力，分析个案，制定相应防范措施的做法，是很难有效防止医疗失误的。

只有建立一种从国家层面收集、分析医疗失误信息的体制，才能真正有效防止医疗失误。1995 年，医疗机构评审联合委员会开始实施警示性事例制度，收集、分析医疗失误信息。到 2000 年 7 月，该机构共收集医疗失误事件 942 件，发布医疗失误防范对策建议 9 件。1998 年 2 月，它首次发布防止氯化钾（potassium chloride）快速静脉滴注事故对策，1998 年 8 月发布防止做错部位手术对策。

06 警示性事例制度

应对医疗不信任

1995 年 2 月，唐帕截错肢事件发生后不久，美国一流的癌症治疗中心——达纳 - 法伯肿瘤研究所的过量抗癌剂致死事件曝光（事件发生于 1994 年）。医疗失误问题一时成为美国媒体追踪的热点。

为应对民众对医疗的不信任，1995 年，医疗机构评审联合委员会开始实施警示性事例报告制度，建立医疗失误数据库，研究相应的防范对策。

所谓警示性事例，是指“造成患者死亡或严重的身体性、机能性伤害，非预期产生的（或可能发生的）事例”。它既包括对患者造成实质性伤害的事例，也包括临界失误。

为什么不称作医疗失误，而是用警示性事例这个称谓呢？首先，该制度的目的不在于惩罚，而是为了防止失误。审查对象是当事医疗机构的整改力度，而不是惩罚发生警示性事例的医疗机构本身。其次，害怕医疗失误一词会刺激当事医疗机构神经，从而不配合调查。医疗机构对医疗失误诉讼非常敏感，惧怕提交的审查资料会成为法庭上的不利证据。因此，要收集医疗失误信息，就必须疏解医疗机构对诉讼的恐惧心理。

为此，医疗机构评审联合委员会不仅使用警示性事例这种委婉的称谓，还采取各种措施安抚医疗机构。他们不仅保证绝不将所掌握的资料提交法庭，还让医疗机构在报告中不泄露可能推测出患者或失误当事者的相关信息。而且，根本原因分析、失误防范对策报告书审查完毕后，他们也交还医疗机构。对于惧怕卷入诉讼、不愿提交审查报告的医疗机构，他们还接受口头报告。

警示性事例制度的核心是根本性原因分析。医疗机构评审联合委员会认为，医疗失误的产生一定有其组织上或运营上的体制性缺陷，因而当事医疗机构进行根本性原因分析至关重要。在根本性原因分析中，如果确认存在疏忽性错误，那么就查明当事者为什么会疏忽，以及导致这一错误的根本原因。该制度的着眼点不在于追究“谁”（是谁犯了错误），而是查明“为什么”（为什么会发生错误）。其目的不是为了处罚当事者，而在于防范类似事件的发生。因此，应以防范为目的，鼓励找出为什么出现疏忽性错误等体制上的原因。

医疗机构评审联合委员会将警示性事例制度列入医疗机构审查项目，目的包括：①通过分析医疗失误信息，全面提高医疗服务水平。②敦促当事的医疗机构究明医疗失误原因，制定相应防范措施。它并不强制推行整改措施，而是强调医疗机构提高自我学习和自主解决问题的能力。③从国家层面收集医疗失误信息，构建并推广相应的防范措施。④维护社会对医疗机构审查的信赖。

对美国的医疗机构来说，是否通过医疗机构评审联合委员会的审查至关重要：这关系到能否获得公立医疗保险——老人医疗保险、低收入者医疗保险等的适用资格。从这个意义上说，医疗机构评审联合委员会可以通过审查，强制性地提高医疗质量。

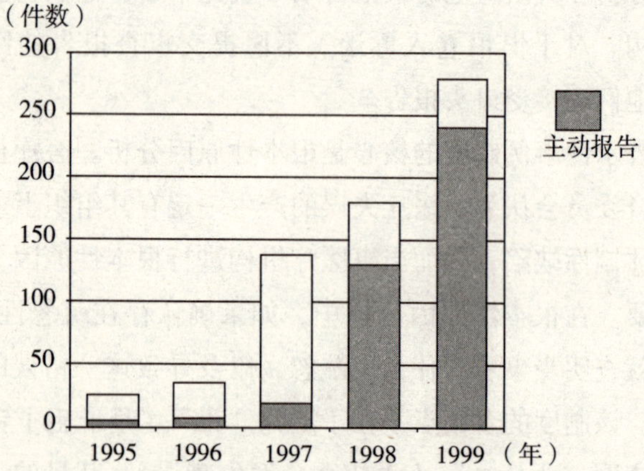

审查的警示性事例件数变化

（1999 年数据截至 10 月 28 日）

但是，在警示性事例制度上，该机构并未将自己定位为“警察”，而是仅仅收集医疗失误信息，并提出相关建议。它鼓励但并不强制性地要求医疗机构主动报告警示性事例。只有在得知警示性事例发生后，它才明确要求当事医疗机构进行根本性原因分析，提交防范对策报告。无疑，该制度的初衷也是希望医疗机构不要忽视任何医疗失误，坚持从失误中学习。

警示性事例制度看似很温和，但自 1995 年纳入审查项目后，如图所示，调查件数持续增加，医疗机构主动上报件数的比例也逐年上升。

审查对象

医疗机构评审联合委员会审查的具体内容包括：①是否彻底分析失误发生的根本原因；②是否采取合适的整改措施，减少类似失误发生的风险；③是否建立相应体制，监督新措施的实施效果。

毫无疑问，对发生的警示性事例，当事医疗机构都应采取整改措施，然而对医疗机构评审联合委员会来说，并不是所有警示性事例都是审查对象。首先，造成患者死亡或肢体残缺、机能性丧失等的重大医疗事故，都是审查对象。其次，患者自杀、弄错或丢失婴儿、强奸、输血错误、弄错患者或做错部位手术等，无论是否造成实质性伤害，都是审查对象。下表为该机构审查的警示性事例分类。在美国，保证住院患者的人身安全是医院的责任，医院须对患者自杀、犯罪等负责。

审查的警示性事例分类

（1995 年至 2000 年 7 月 13 日）

类别	件数	比例
患者自杀	180	19%
用错药	122	13%
术中、术后并发症	112	12%
做错部位手术	83	9%
延误治疗	48	5%
患者跌倒	45	5%

续表

类别	件数	比例
暴力、强奸、谋杀	42	5%
捆绑患者致死亡、伤害	39	4%
患者逃逸	31	3%
输血事故	22	2%
围产期死亡、功能丧失	22	2%
弄错，丢失婴儿	17	2%
其他	179	19%
合计	942	100%

从根本性原因分析到防范对策

在警示性事例根本性原因分析的基础上，医疗机构评审联合委员会提出了以下医疗失误防范对策：

（1）氯化钾快速静脉滴注事故，1998 年 2 月。

（2）做错部位手术，1998 年 8 月。

（3）患者在医院自杀，1998 年 11 月。

（4）捆绑患者致死亡，1998 年 11 月。

（5）婴儿丢失，1999 年 4 月。

（6）输血事故，1999 年 8 月。

（7）药物事故，1999 年 11 月。

（8）术中、术后并发症，2000 年 2 月。

（9）患者跌倒，2000 年 7 月。

在对 15 例（整形外科 10 例、泌尿外科 3 例、神经外科 2 例）做错部位手术进行根本性原因分析的基础上，医疗机构评审联合委员会指出，做错部位手术的主要原因为：

（1）多位主刀医生参与手术。

（2）手术涉及多个器官。

（3）手术准备仓促，时间紧迫。

（4）畸形、高度肥胖等患者方面的原因。

其次，还存在以下根本性原因：

（1）交流不畅，理解不充分。

——签署知情同意书时或手术前，未让患者或家属参与手术决策过程。

——手术小组成员之间交流不充分或不正确。过分信赖医生，或将技术人员等排除在手术部位确认流程之外。

（2）对病历、X 片等患者状况术前评估不充分。

（3）决定手术部位流程存在问题。

——医院没有正规的手术操作流程。

——进入手术室后未进行最终确认。

——未对患者进行口头确认。

——X 片等手术必需的资料未送到手术室。

——无手术必要信息核对清单。

——手术小组中有被排斥的人员，以至他们难以表达自己的意见。

——过于信赖主刀医生，难以提出质疑等。

根据做错部位手术的根本性原因分析，医疗机构评审联合委员会提出了具体的防范对策。简而言之，就是彻底改善各个原因事项。只要彻底进行根本性原因分析，防范类似失误的对策自然也就出来了。

07 国家级对策

医疗失误发生率调查

哈佛大学公共卫生学院（Harvard School of Public Health）教授L. L. 利普（Lucian L. Leape）原为外科医生。20世纪80年代后期，他开始从事预防药物副作用研究。

1991年，利普团队的研究结果引起全美关注（《新英格兰医学杂志》the New England Journal of Medicine，NEJM 324：370，1991）。他们以纽约州51家医院为对象，调查医疗失误发生率。他们随机抽取1984年度的3万例住院患者病历，详细研究各个病例中是否存在医疗失误。

调查结果显示，共发生医疗失误1133件，发生率3.7%，其中医疗者失误280件，发生率0.9%；医疗失误中，死亡率为13.6%，其中50%的死亡是由医疗者失误造成的。而加利福尼亚医学会（California Medical Association）在1977年进行的调查也显示，医疗失误发生率为4.6%，其中医疗者失误0.8%，两者结果相近。

按利普团队的调查结果计算，则每100位住院患者中，就有4位会遭遇医疗失误，其中1位是由医疗者失误引起的；也即是美国1年有350万的住院患者会遭遇医疗失误，其中10万人因此而丧生。这一数字是美国1年交通事故死亡人数（4.5 万人）的 2 倍以上。这一结果震惊了美国各界。

美国医学会改弦易辙

对利普团队的调查结果，美国医学会当即予以反驳，“他们的调查方法有问题，调查结果不可信”。美国医学会一直坚持医疗失误“与我无关”的立场，认为医疗失误只是例外，与大多数医生无缘。然而，1995 年，一向顽固的医学会也开始一改以往的消极，转而积极提倡从组织上、体制上防止医疗失误。

1995 年，各种医疗失误事件相继曝光，如达纳 - 法伯肿瘤研究所发生的过量抗癌剂致死事件，佛罗里达州发生的唐帕截错肢事件等，美国民众对医疗的不信任日益加剧。1995 年 3 月 9 日，美国众议院开始审议医疗赔偿金上限法案（美国医学会为赞助单位）。

对医疗赔偿金上限法案，共和党众议院议员 G. 冈斯克（Greg Ganske，爱荷华州，医生）发表了表示赞成的演讲。同为共和党议员的 E. 勃瑞特（Ed Bryant，田纳西州，律师）却强烈反对，起而驳之：“上周，冈斯克议员的同行在佛罗里达州做了一个手术。我从广播中听说，是给一位患者做截肢手术。手术后，患者醒来，却发现自己被截错了肢。请问冈斯克议员，对这样一位截错肢的患者，您认为多少的赔偿金能抚慰他的痛苦？患者从麻醉中醒来，发现自己被截错了肢，而另一侧患肢也要截去，最后两足都没有了。这难道不是您的同行犯下的错误吗？”

面对严厉质问，冈斯克只好支吾其词，勉强应道："医疗失误也是不可避免的呀。"

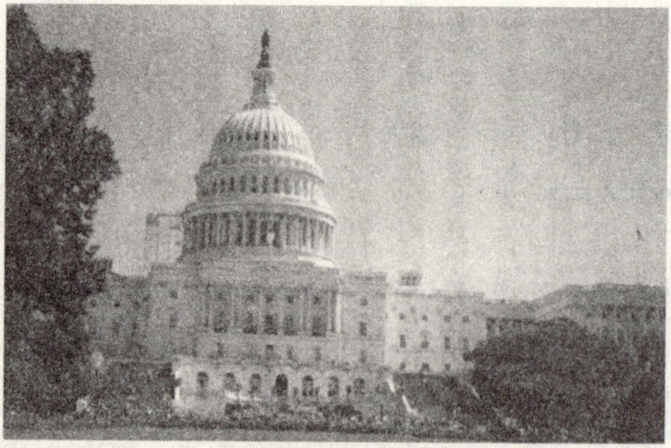

美国国会大楼

两位议员激烈的交锋也使旁听的美国医学会相关人士受到震撼。他们深切地感受到社会对医生、医疗的强烈不信任。1997 年，医学会设立下属组织患者安全基金，并恳请利普教授出任理事。该机构不仅资助医疗失误原因分析和防范对策研究，而且还向医疗者提供预防医疗失误相关信息。

这是借鉴美国麻醉学会（American Society of Anesthesiologists，ASA）设立的麻醉患者安全基金（Anesthesia Patient Safety Foundation，APSA）模式（成立于 1985 年）。麻醉医疗失误容易引发死亡或严重机能障碍。20 世纪 80 年代初，大量麻醉医疗失误被媒体曝光，以至美国民众普遍认为"麻醉很危险"。对此，美国麻醉学会开始全力以赴采取对策。他们制定麻醉技术、患者监测等指南，加强麻醉医生培训，如延长实习期间等，同时引入对麻醉器械的安全监测装置等。他们的努力取得了成效：失误死亡率大幅下降，由当初的每 1 ~2 万病例中 1 例死亡，减少到每 20 万病例 1 例。

美国科学院医学会提案

要防止医疗失误，则必须收集、分析医疗失误信息，从失误中学习。但是，单靠个别医院的自行努力是不可能收集到大量案例，实现有效的信息蓄积的。要真正防止医疗失误，则必须从国家层面收集信息。

1995 年，警示性事例制度开始实施。在美国医疗史上，这是首次从国家层面开始收集医疗失误信息。其首要目的在于收集信息，因而在实施方法上，致力于将医疗者从处罚的恐惧中解放出来，鼓励主动报告。

1999 年 7 月，美国卫生部监察总监（Inspector General）J. G. 布朗（June Gibbs Brown）却对这种做法提出严厉批评。他在报告书中指出，医疗机构评审联合委员会的警示性事例制度不公开医疗失误事例具体信息的做法，对医疗机构太过宽大。他的批评完全背离了警示性事例制度的根本认知，即严惩失误只能助长隐瞒之风。当然，他的批评也反映了社会一般民众对医疗失误的普遍情绪，即对失误的医生或医院，一定要严惩不贷。

1999 年 11 月末，美国科学院（United States National Academies）医学会（the Institute of Medicine，IOM）就医疗失误发表了以“人孰无过”为题的报告书，强烈震撼了美国各界。报告指出，在美国，每年有 4.4 万 ~9.8 万的住院患者因医疗失误而死亡，几乎相当于因交通事故（4.3 万人）、乳腺癌（4.2 万人）、艾滋病（1.7 万人）而死亡的人数。报告向国会建议采取以下对策，以期在 5 年内将医疗失误降低 50%：

（1）在卫生部增设患者安全中心，负责收集医疗失误信息并制定防范对策。该中心每年需运营费 1 亿美元，但该数额远远低于每年高达 90 亿美元的医疗失误成本。

（2）对造成死亡或重大伤残的医疗失误，医疗者必须向州医疗委员会报告，并公开相关信息（现在，约 20 个州规定有义务进行报告）。

（3）对没有造成严重后果的医疗失误（或临界失误），医疗者可以不公开信息，但医生、医院应主动报告。

美国科学院在报告中指出，“人孰无过，但过亦可防”。医疗者是人，失误在所难免，但失误是有可能防止的。它强调应该打破医疗界的“沉默文化”，对医疗失误，医疗者应进行公开讨论。

美国法律规定，美国科学院有义务向政府提出有关科学、技术的政策建议。因而科学院的提案虽然没有任何法律约束力，但通常都具有很大的政治影响力。E. M. 肯尼迪（Edward Moore Kennedy）参议员（民主党）当即表示，将尽快把提案提交国会审议。在防止医疗失误上，国会、白宫开始采取实质性的政策措施。

其实，早在 1999 年 11 月，在美国科学院提出报告之前，国会已经通过了医疗研究、质量法（Healthcare Research and Quality Act of 1999）。该法将美国卫生部的医疗政策、研究局（Agency for Healthcare Policy and Research）改为医疗研究、质量机构局（Agency for Healthcare Research and Quality），负责医疗失误原因分析和制定防范对策。12 月初，克林顿总统签署后，该法案正式生效。同时，对美国科学院的提案，克林顿总统不等国会通过，即要求政府主管的医疗保险机构（联邦政府职员医疗保险，老人医疗保险，低收入者医疗保险，退伍军人医疗保险等）尽快予以实施。

在医疗失误信息收集制度建设上，常常遭遇的问题是医疗者的疑惧心理，即“报告医疗失误信息后，是否会卷入诉讼？”对美国科学院的提案，美国医学会前会长 N. 迪克（Nancy Dickey）表示，“现在虽然可以公开讨论医疗安全性问题了，但我们仍然背负着医疗失误的责任”。她的话如实反映了医疗者对医疗失误诉讼的恐惧心理。

主动报告、公开信息

实际上，早在 1997 年 6 月，退伍军人医院（Veterans Administration Hospital，VA。政府主管，美国最大规模的“连锁医院”）已经开始实行医疗失误报告制度了。到 1999 年 12 月，19 个月后，退伍军人系列医院共报告了 3000 多例医疗失误，大大高于医疗机构评审联合委员会审理的警示性事例 942 件（1995 年至 2000 年 7 月）。在退伍军人系列医院 3000 多例医疗失误中，其中有死亡案例 700 例，这一结果再次佐证了医疗失误发生率高、后果严重这一事实。

1998 年 1 月，退伍军人医院规定，医疗者有义务告知患者、家属医疗失误实情，以及赔偿、诉讼等受害者救济制度。其实，早在 1987 年，肯塔基州的列克星敦退伍军人医

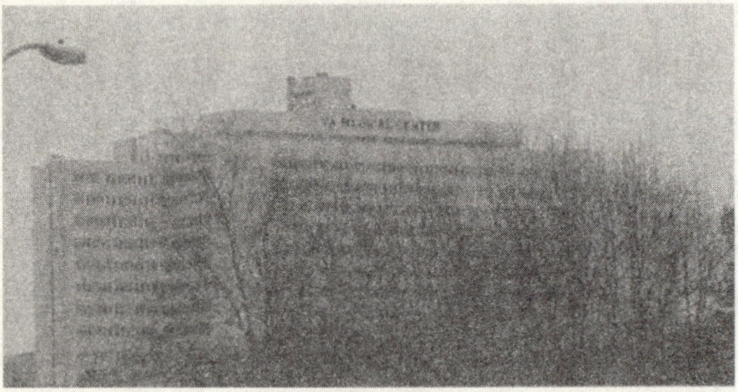

退伍军人医疗中心

（位于波士顿）

疗中心（Lexington VA Medical Center）已经开始实行医疗失误实情告知制度。与其他退伍军人医院相比，其赔偿金就相对较低。无疑，这一结果有力地推动了在退伍军人系列医院中广泛实施主动公开医疗失误信息制度。

最近，医疗失误保险公司也建议医疗者在失误确认时，主动向患者道歉，并诚实应对。医疗者拒不认错的姿态会加剧患者、家属的不信任或愤怒情绪，增大诉讼的风险。如果失误发展成诉讼，医疗者更可能遭到陪审员反感，被处以巨额罚金。

08 防止医疗失误的先驱——科得曼

发明曲线型麻醉记录

马萨诸塞综合医院成立于1811年，1821年开始正式运营。成立之初的首座建筑物，以设计者C. 布尔分奇(Charles Bulfinch)的名字命名，被称为布尔分奇大楼。该楼顶部呈半球形，是医学史上鼎鼎有名的“乙醚圆顶”。1846年，正是在这里，W. 莫顿（William Morton）成功实施世界上首次乙醚（Ether）麻醉手术（究竟谁是世界上最早实施全身麻醉的，尚存争议。但莫顿这次手术的成功使乙醚麻醉在欧美得到迅速普及，影响巨大，他也因而留名医学史)。

1894年，约半个世纪后，麻醉记录也在马萨诸塞综合医院诞生了。它是由当时哈佛大学医学院（Harvard Medical School）学生H. W. 库欣（Harvey Williams Cushing，库欣氏病命名者）和E. A. 科得曼发明的。他们是如何发明麻醉记录的呢？1920年，库欣将“世界上最早”的麻醉记录捐赠给马萨诸塞综合医院时，在随附的信件中讲述了发明的经过：

“也许现在还是那样吧。当时外科手术的麻醉是由医学院学生负责的。我是在大三时开始的。当时我正在教室里，突然被叫去给一台手术实施麻醉。就在教室旁边的小屋里，按手术助手的指示，我开始给那位从未见过面的患者实施麻醉。患者一直发出痛苦的呕吐声，难以进入麻醉状态。但指导老师却不断催促，让我无所适从。终于患者被推进了教室。可他那痛苦的表情和胡子拉碴的面孔，时至今日我仍然记忆犹新。手术刚一开始，患者就出现剧烈呕吐。最后，他因大量吸入呕吐物窒息死亡。

“我满是自责和懊悔，束手无策地呆立在手术台前。是我杀死了这位患者！可是，好像谁也没有太在意。尽管患者已经死亡，可为了教学，手术还是一直进行，直到结束。

“匆匆逃离医院后，下午，在波士顿北部的大街上，我漫无目的地彷徨游荡。晚上，我来到指导老师家里，向他提出退学申请，并请教如何赔偿患者家属等。

“出乎意料的是，他却只是平静地告诉我，手术没有什么大错，患者死亡不是因为麻醉意外，而是由急性坏死性肠梗阻导致的反复呕吐所致。这种情况经常发生，不用太在意，更不用退学。我听从了他的建议，继续学医没有退学；但是与他的劝诫相反，那位患者令我终身难忘。

“我找科得曼商量，发誓要提高自己的麻醉技术水平。我们还打赌看谁的麻醉手术做得好，就由输的人请吃饭。具体细节记不太清了，打赌的内容好像是，患者手术后回到病房，是否马上恢复意识，并且没有出现呕吐等。”

按库欣的说法，曲线型麻醉记录的发明是从与科得曼的打赌开始的。但科得曼却表示根本没有打赌的印象，是“库欣为了使故事更有吸引力而杜撰的”（库欣也是一位有名的作家。他写过 W. 奥斯勒 William Osler 的传记，并获得普利策奖）。

且不论是否有打赌的事，无疑，库欣和科得曼发明曲线型麻醉记录的初衷是为了提高麻醉质量，减少死亡事故。他们根据自己记载的麻醉记录数据，写成了关于乙醚麻醉的论文，却并未得以发表。这些记载着活生生的死亡病例的论文，马萨诸塞综合医院怎么可能让它面世呢。

这样，早在 1894 年，库欣和科得曼就开始尝试收集、分析事故信息，公布结果，以防止医疗事故。他们留下的世界上最早的麻醉记录原件，现展示于哈佛大学弗朗西斯 - 康特威医学图书馆（the Francis A. Countway Library of Medicine）。

设立最终结果医院

马萨诸塞州旧州政府大楼也是由布尔分奇设计的，位于波士顿市中心比肯山山顶，金黄色的圆顶俯瞰着整个波士顿。

比肯山街区现在仍然充斥着怀旧情调。街道狭窄，宛如一条条崎岖小路。砖瓦铺就的人行道凹凸不平，人走在上面，仿佛一不小心就会被绊倒似的。路灯也是过去的瓦斯灯，整天亮着，在大白天也散发出温暖的光芒。

在众多砖瓦结构的老建筑群中，品克尼大街 15 号楼可谓是鹤立鸡群。它楼层特别高，窗户也又高又大。这就是曾经的“最终结果医院”，麻醉记录的发明者之一科得曼，为实践自己一生的理想——“最终结果体系”而创立的。

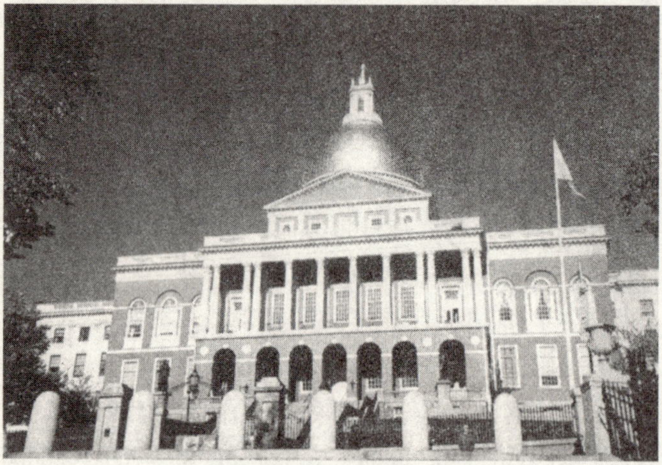

马萨诸塞州旧州政府大楼

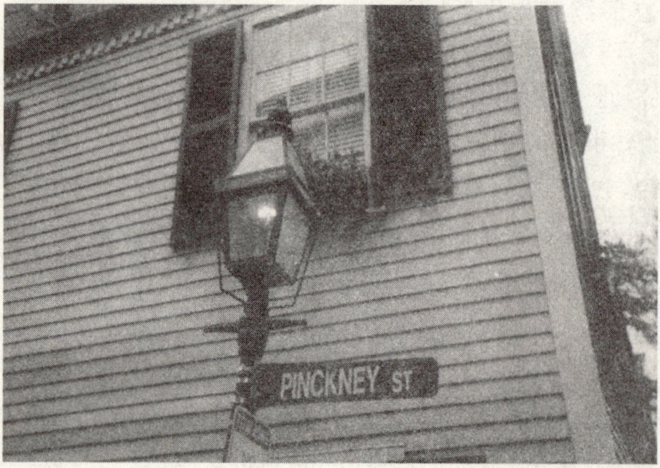

品克尼大街路标

1896 年，科得曼从哈佛大学医学院毕业。当时 X 线临床应用正从欧洲传来，他开始从事这一领域的先驱性研究。其后他成为波士顿儿童医院（Children's Hospital Boston）首位放射科医生，并创设了新的临床医疗领域——儿童放射科。

1900 年，他决定改变专业方向，转为外科，并在马萨诸塞综合医院谋得职位。他最初的工作是负责出院患者的预后跟踪。一直以来，马萨诸塞综合医院的临床评价以患者出院时的状态为准。科得曼上任后，开始跟踪外科患者出院后 1 年内的情况。

当时，在学会上，马萨诸塞综合医院的外科医生们通常只报告“先进医疗技术的成功案例”，对失败的案例却鲜有

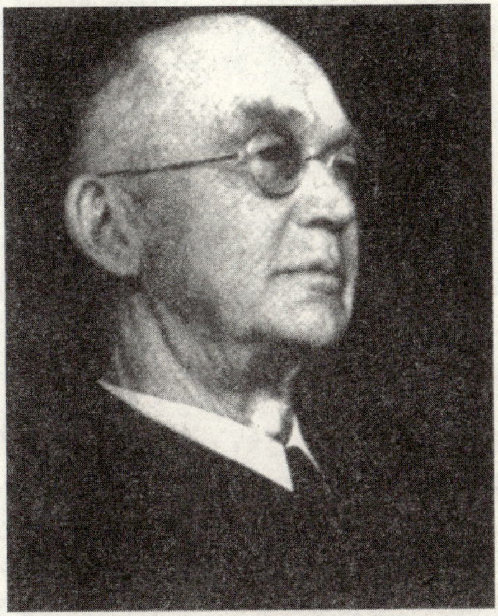

E. A. 科得曼

提及。对此，科得曼深感怀疑。最终，他形成了自己的信念，即“医院的产品不是医疗行为本身，而是所提供的医疗行为给患者带来的利益。应调查医疗行为的最终结果（end result）是否真正有益于患者。如果对患者无益，应究明原因是什么，并相应地改善诊疗”①。他提倡建立医疗的最终结果体系。

然而，马萨诸塞综合医院拒绝采用最终结果制度，科得曼忍无可忍。1911 年，为实践自己的理想，他在品克尼大街 15 号开设了一家小小的外科医院。这儿距离马萨诸塞综合医院仅几分钟的路程。他仍然兼任着马萨诸塞综合医院的外科工作。

在科得曼的医院里，所有患者的治疗经过都记入“最终结果卡片”，包括患者自诉病状、病情诊断、治疗、住院中的并发症、出院时评价以及出院后 1 年的评价等。对所有病例，他们都以成功或失败进行审评（失败是指没有完全成功的治疗）。对失败病例，则按事先分列的项目进行原因归类：如外科医生技术水平或知识欠缺、诊断错误、诊断技能不足、护理或器具不足等（在最终结果制度中，提高医疗质量和防止医疗失误是同一概念）。

1917 年，科得曼自费出版《医院效率研究》（A Study in Hospital Efficiency）一书，总结了在他医院里 5 年间所有病例的最终结果。其中包括他自己手术失败、导致患者死亡的

---

① 科得曼倡导的最终结果体系，可以概括为“如果失败，为什么？”

病例。他如实记载了失败的事实、原因等。他将该书分发给全国各大医院，推广最终结果制度；同时还给就诊的患者阅读，实行彻底的信息公开制度。

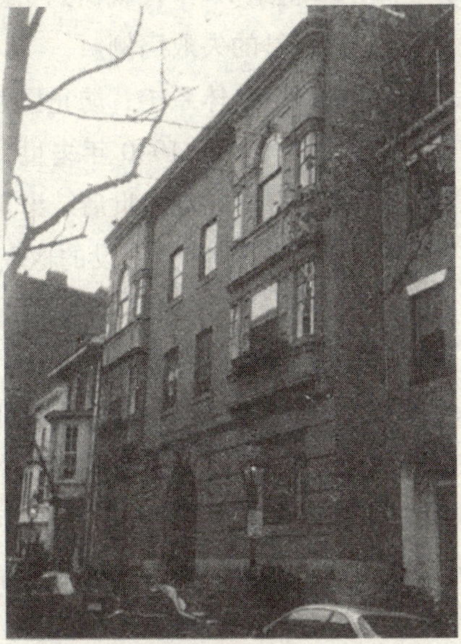

品克尼大街 15 号
（科得曼当年设立的最终结果医院大楼，现为公寓）

最终结果思想结硕果

在科得曼的众多业绩中，他身体力行医疗对社会的说明责任（accountability）这一点更让人敬佩不已。

说明责任，英语原意为对自己所做的事的正确性予以充分说明。对医疗失误的批判日益高涨，无疑反映了社会对医疗服务质量说明责任的质疑；而管理医疗介入诊疗内容，可以说也是追求医疗资源使用方式的说明责任。

医疗者履行说明责任，则首先必须公开自己行为的所有信息。而科得曼早在20世纪10年代就做到了。他率先公开医院的所有信息，包括自己的失败病例。

在科得曼倡导的最终结果体系中，防止医疗失误和提高医疗质量是同一概念。科得曼于1940年去世，他生前播下的种子——最终结果体系，却在他去世后结出累累硕果。

例如，科得曼在美国外科学会创设的医院标准化委员会，在1952年改组成现在的医疗机构评审联合委员会，负责对美国医疗机构的审查。科得曼称得上是医疗机构评审联合委员会之父。现在结果研究（outcome research）方法，即调查研究医疗行为的结果对患者是否有益非常流行。1999年，美国国会通过了医疗研究、质量法，主要目的就是推广结果研究方法，提高医疗质量。科得曼的最终结果思想终于以法律的形式结出了新的果实。

与权威主义做斗争

对科得曼，人们常常给予的评价是，他出生得太早了。作为先驱，无一例外，他也尝尽了“生不逢时”的苦难。

1914年，由于马萨诸塞综合医院拒不采纳最终结果制度，科得曼彻底绝望了。他辞去了那里的外科工作。在那个年代，无论哈佛大学医学院，还是马萨诸塞综合医院，都盛行权威主义和论资排辈。而科得曼的最终结果体系则认为，权威主义、论资排辈都只会伤害患者。如果没有坚实的证据就对患者施行不必要、有害的治疗，则不过是“装腔作势”罢了。

1915年1月8日，为推行最终结果制度，科得曼公开挑战以哈佛大学医学院、马萨诸塞综合医院为代表的传统医疗体制。作为萨佛克地区外科医生分会（Suffolk District Surgical Society）会长，他主持召开了关于医院效率的研讨会。为吸引更多的人参加，他还特意邀请了当时的波士顿市长J. M. 卡利（James Michael Curley）来演讲。

在安排的演讲结束后，科得曼走上讲坛，拿出了画家P. L. 黑尔（Philip Leslie Hale）的一幅讽刺画。画面中央是一只鸵鸟，头埋在沙土里，正将自己生的金蛋往外踢；波士顿的医生们则在争先恐后抢夺金蛋。画面后方马萨诸塞综合医院的理事们则正在谈论：“如果告诉患者真相，那只鸵鸟还会继续生蛋吗?”哈佛大学校长A. L. 罗威尔（Abbott Lawrence Lowell）则表示：“临床的真实与医学不是互不相容的吗？不装腔作势，哈佛大学医学院的临床教授们怎么养家糊

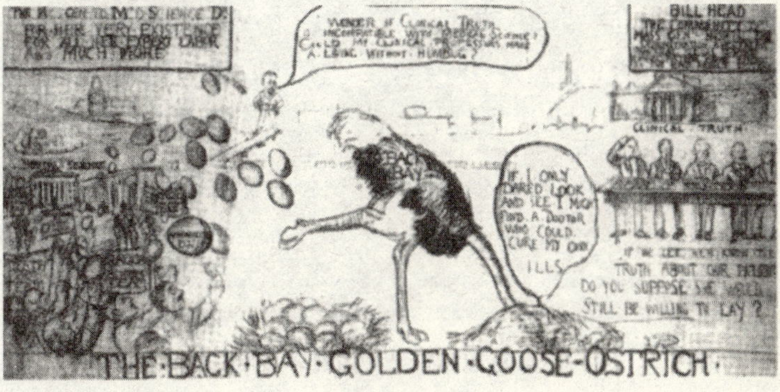
BILL HEAD
CLINICAL TRUTH
IF I ONLY DARED LOOK AND SEE I MIGHT FIND A DOCTOR WHO COULD CURE MY OWN ILLS
STILL BE WILLING TO LAY?
THE·BACK·BAY·GOLDEN·GOOSE-OSTRICH·

讽刺画

口啊?”鸵鸟的说法则是:“鼓起勇气，坚持寻找，也许就能找到给我治病的医生。”无疑，生金蛋的鸵鸟就是患者了。

讽刺画竟然将传统医疗体制讽刺为装腔作势，科得曼在波士顿医疗界激起了公愤。他被免去外科医生分会会长头衔，哈佛大学医学院的讲师资格也被剥夺了。1918 年，他亲自开设的最终结果医院也因医生们的相继离去而被迫关闭。

晚年，科得曼将自己比为唐吉诃德:“我没有意识到，重要的不是让自己的老师，而是让自己的学生接受最终结果体系。我真后悔，我浪费太多的时间去与上一代的人争论了。但是，我坚信，或许经过三代人、四代人以后，总有一天人们会接受我的观点。我为我的信念奉献了一生，我感到无比幸福。”

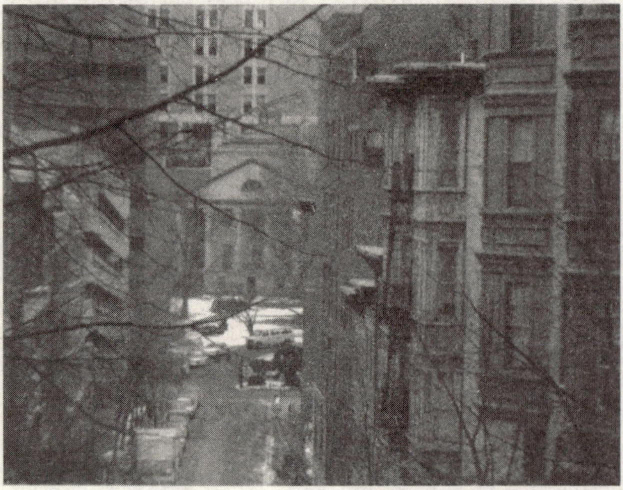

从比肯山俯瞰马萨诸塞综合医院

最终结果医院所在的品克尼大街，两旁古老的砖瓦房民居和瓦斯路灯林立。从这儿往西 200 米，在第一个路口右转，就可以看到坡道尽头的布尔分奇大楼及其半球形的乙醚圆顶。在这条路上，一头是自己理想的载体——最终结果医院，另一头则是拒绝自己理想、权威主义的象征——马萨诸塞综合医院，科得曼曾多少次踽踽独行啊！但是他仍然坚信，他的理想会被三四代以后的人们所接受。无疑我们正是科得曼所期待的那一代人，如果他能看到我们现在的医疗状况，不知会作何感想。

09 彻心透骨之痛

外甥住院了。他住进了母亲去世时的同一栋病房大楼。这是母亲去世3年后，他首次踏进这家医院。

去看外甥的路上，他想起了3年前的那个秋天。在接待室狭小的屋子里，主治医生们正向他们介绍母亲的病情。

那一幕至今仍然历历在目。当他问道“你们到底给我母亲用了多大剂量的药物”时，主治医生几乎是立即从椅子上跳起来，站直身体后，深深鞠躬说道：“对不起。”而一旁的实习医生也在同一时间跳起来，深深地低下了头。

“请抬头。你们能说出事情真相，作为同行，我深表敬佩。请把头抬起来吧。”

看着医生们诚恳地低头道歉，他来医院之前的满腔怒火顷刻间化为乌有。后来他多次回想起当时的情景，为什么能如此轻易地原谅他们呢？人类的心灵真是不可思议啊。当时他哥哥和弟弟也同样没去责怪主治医生。

事情已经如此，怎么解决问题、采取补救措施才是关键。他们兄弟和主治医生的谈话随即转向如何纠正过量药剂的副作用上。

与主治医生的共同努力也无济于事，5天后，母亲还是撒手尘寰。母亲用了正常剂量10倍的药物，但提议使用这种药物的正是他自己。他的悔恨无以复加。正是他在给主治医生的传真上没有写明药物的剂量。虽然想着写上“一周一次，5mg”，但顾虑到有指使医生的嫌疑而作罢，结果母亲却因此而走上了不归路。而且主治医生还考虑到母亲有消化道吸收不良的情况，为了使效果更好，他将通常口服的药物改为静脉注射，结果将10倍于常量的口服剂量药物实施了静脉注射。

他刚成为实习医生时，先辈曾严肃教导“药物一旦进入静脉，是绝对收不回来的”。因为自己未写明药物剂量，母亲因此而丧生了。他是如何切身体会到这句话的含义啊。

母亲去世后，他开始撰写有关医疗失误方面的评论。他介绍了达纳-法伯肿瘤研究所发生的过量抗癌剂致死事件。一方面是想整理一下自己的思绪：在母亲去世的医疗失误中，可以说是自己亲手把母亲送上了黄泉路；另一方面也希望通过完整地介绍、分析类似的医疗失误事件，为防止出现下一个牺牲者而尽一份心力。这是他执笔的初衷。

病房中外甥精神很好，医生们答应将手术时的录像带借给他看。不知道是不是因为是自己的外甥，医生们才格外照顾呢？尽管母亲在这儿去世，家人却对这家医院更信任了。只是他去看望外甥时，害怕医生们有别的想法，所以只好避而不见了。

与外甥聊天时，他想着最近写的连载，不知道这家医院的医生们读了，会作何感想？连载的名称为“系统防止医疗失误”。针对医疗失误，现在日本还没有采取任何有效的对策。一切从今而始吧，这是他的祈愿。

医疗逸闻

门罗总统与建筑师

马萨诸塞综合医院由建筑风格迥异的多幢大楼交织而成，整个医院就像一座巨大的迷宫。就像日本那些年代稍久的旅馆，新馆、别馆、特别馆等不断增建，显得层出不穷。这让人不禁担心一旦发生火灾，会出现怎样的后果。

马萨诸塞综合医院各栋楼的名字都以捐赠人或著名医学家命名。只有第一幢大楼，奠基于1818年7月4日（美国国庆），是以设计者布尔分奇的名字命名的。该楼正面有8根圆柱，颇似古希腊神庙，是美国19世纪前半期新古典主义风格的著名建筑之一。

设计者布尔分奇是美国建筑史上著名的建筑家。他还设计了美国国会大楼。但他参与设计国会大楼与马萨诸塞综合医院的创建有关却鲜为人知。1817年，马萨诸塞综合医院理事会将医院的建筑设计交给了布尔分奇，并派他到纽约、巴尔的摩、费城等地参观医院建筑。在这次旅途中，他得到美国第五任总统詹姆斯·门罗（James Monroe）的赏识，翌年即被委以重任——负责完成国会大楼的设计。其时，国会大楼已经动工20多年了，是有名的“烂尾楼”工程，但面对门罗总统开出的高达2.5万美元的年薪，他还是难以拒绝这个烫手的“山芋”。

布尔分奇在建筑界赫赫有名，却不善经营。1796年他破产后，一直债务缠身。但他深得波士顿市民信赖，1799

年，他被推选为市议会终身议长（无薪职）。看到他穷困潦倒，1810 年，波士顿市又安排他担任警察总监，年薪 600 美元，翌年上调至 1000 美元。然而相对于他的巨额债务，这些收入仍然是杯水车薪。虽然贵为市议会议长和警察总监，他仍因拖欠债务而被判入狱 1 个月。

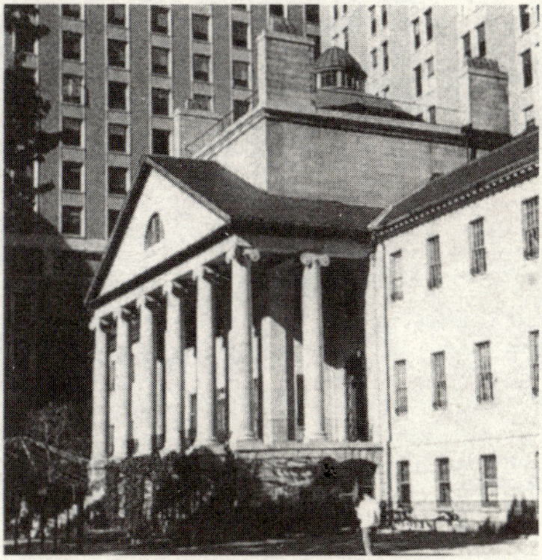

布尔分奇大楼及乙醚圆顶

布尔分奇大楼顶层中央的半球形建筑被称为“乙醚圆顶”。1846 年 10 月 16 日，正是在这里，进行了世界上最早的乙醚全身麻醉手术。乙醚麻醉是由口腔科医生莫顿实施的。莫顿发明了吸入麻醉法，即在玻璃瓶中放入浸满乙醚的海绵让患者吸入。患者名叫 G. 阿伯特（Gilbert Abbott），主刀医生是 J. C. 瓦伦（John C. Warren），他负责切除下颌血管瘤。手术公开进行，很多医生和附近哈佛大学医学院的学生都赶来参观。手术成功了，从麻醉中醒来的患者阿伯特证实，“一点都不疼”。主刀医生瓦伦大声宣布，“先生们，这可不是造假啊”，引来一片哄笑。原来，1845 年，也是在马萨诸塞综合医院，一位名叫 H. 威尔士（Horace Wells）的口腔科医生实施了笑气麻醉的公开手术，结果却失败了，现场观看的医生和学生们讥笑他是“骗人的把戏”。

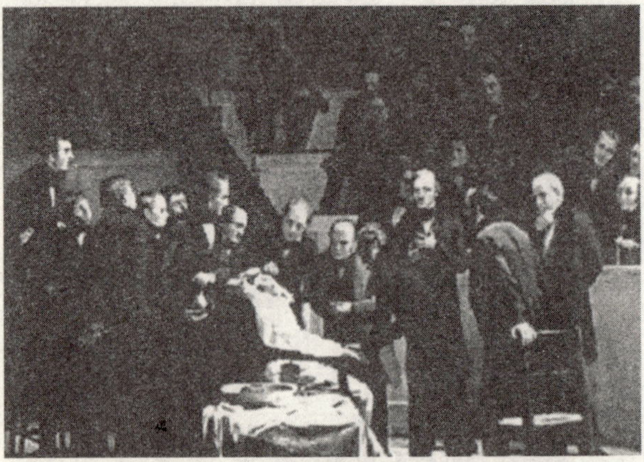

乙醚麻醉

（R. C. 亨克勒 Robert C Hinckley 作于 1893 年）

在未实施麻醉的年代，外科手术现场简直是阿鼻地狱，患者们的惨叫声不绝于耳，不忍卒闻。据说，马萨诸塞综合医院将手术室设在大楼最顶层，也是怕其他患者听到手术时的惨叫声。乙醚麻醉成功后，受到广泛好评，麻醉技术很快传遍了美国和欧洲。在 1821 –1868 年，乙醚圆顶作为手术室共使用了 48 年。前 25 年是非乙醚时代，共做手术 333 例；在其后的 23 年里，即有了乙醚麻醉技术后，共做手术 8000 多例。当然，乙醚全身麻醉的技术革命也为外科医生们带来了巨大的手术市场。

第二章

老人医疗保险
抑制医疗费

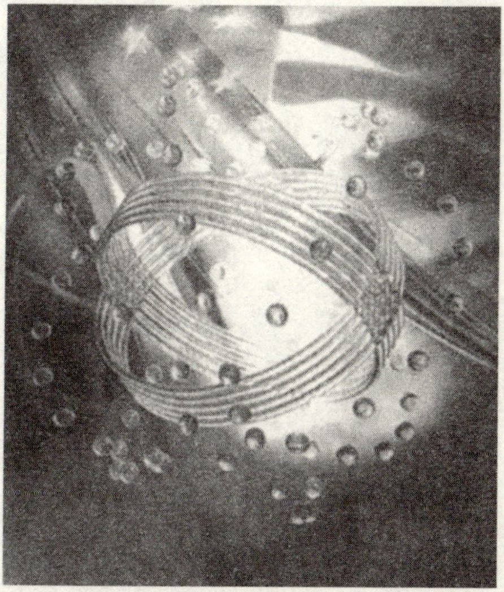

01 疾患种类定额支付制度

抑制医疗费膨胀

1983 年，美国老人医疗保险开始实施疾患种类定额支付制度（Diagnosis-related Groups and Prospective Payment System）。

老人医疗保险创立于 1965 年，约翰逊（Lyndon Baines Johnson）政权时代。当时该制度遭到美国医学会强烈反对。为避免医生、医院拒绝为老人医疗保险患者提供医疗服务，美国政府采取了妥协的办法：对医院，实行以成本为基础的实际发生额支付制；对医生，则按通常且合理的金额支付。这实际上等于给医疗服务供给方开出一张空白支票，“你自己填金额吧”。

医疗服务是一种奢侈品。随着国民生产总值增大，医疗费所占比例也越高，富裕国家的国民更是慷慨地购买各种昂贵的医疗服务。美国医疗费支出增长速度远远高于国民生产总值的增长速度。特别是老人医疗保险支出，1970 - 1983 年，平均每年递增 17%。究其原因，除老年人口大幅度上升外，老人医疗保险的慷慨支付制度无疑也加剧了美国医疗费的整体上涨幅度。

1982 年，里根（Ronald Wilson Reagan）政权时期，媒

体大肆宣扬老人医疗保险财政面临崩溃。尽管自创立以来，类似的警告之声不断，但这次“狼”似乎真的来了。老人医疗保险支出的急剧膨胀大有蚕食、拖垮国家财政之势。这可大大出乎政府、民众的预料。里根政权以宣扬尽量减少政府干预而上台，但对急速膨胀的医疗费，它也提倡加强政府限制，提议在老人医疗保险住院费用上采用疾患种类定额支付制度。

1983 年初，疾患种类定额支付提案在国会轻而易举获得通过。民主党、共和党一致赞成实行根本性改革，以抑制老人医疗保险支出。而疾患种类定额支付制度作为养老金制度改革法案的一部分，也并未进行专门讨论。其后，美国卫生部公布了各疾患种类支付定额，1983 年 10 月 1 日，该制度正式实施。

削减医疗服务

疾患种类定额支付制度将所有疾患分为 468 种，按住院患者的疾患种类向医院支付预先决定的金额（不与患者实际接受的医疗服务成本挂钩）。门诊费用还执行原来的实际发生额支付方式（1997 年财政平衡法，the Balanced Budget Act of 1997 决定门诊也引入定额支付制度并于 2000 年 8 月正式实施）。

在实际发生额支付制度下，医院只要增加医疗服务，收入就会增加；而在疾患种类定额支付制度下，医院只有减少医疗服务才能获得利润。时任美国医院协会（the American Hospital Association，AHA）会长的 A. 迈克曼（Alex McMahon）一语中的："以前要想获得1美元的收入，只需花掉1美元，然后报销就行；而在新制度下，要想获得1美元利润，则必须节约1美元。"在疾患种类定额支付制度下，医院削减医疗服务成本力度越大，则利润越大。因而，削减住院医疗服务的做法一时成风。

实行疾患种类定额支付制度后，对医院来说，缩短住院天数是降低成本的最有效方法；否则过长的住院天数导致的成本增加就只有由医院自己负担了。新制度实行1年后，老人医疗保险患者的平均住院天数从9.6天减为7.4天。恢复期的患者大多从综合医院转移到康复医院或家庭医疗护理设施，有的患者甚至带着点滴出院或在家使用呼吸机。

同时，住院人数也减少了。该制度实施2年后，床位使用率从73%锐减到65%。医院的病床数也持续减少。1983年医院病床数为102万张，到1996年减为86万张床，但床位使用率却并没有提高，仍然维持在62%左右。医院间竞争也加剧，医院数量开始减少。1983年美国有综合医院5843家，到1996年减为5160家，13年内约1/9的医院消失了（美国医院协会数据）。

1984年8月，《新英格兰医学杂志》上的一篇论文发出警告：在疾患种类定额支付制度下，如果医生增加住院人数，控制医疗费支出的目的也就难以达到了（NEJM 311:295，1984）。他们将缅因州分为30个区域进行调查。调查结果显示，区域间住院天数差异很大：子宫摘除手术相差3.5倍，腰椎间盘摘除或腰椎融合手术相差8.2倍，扁桃体摘除手术相差14.3倍。很难想象，同样的手术仅因区域不同，住院天数就会出现这样大的差异。也不能不让人怀疑，医生假自主权之名，究竟增加了多少不必要的住院？

医生自主权

疾患种类定额支付制度的实行可以说让医生自主权的幻想彻底破灭了。

传统上，美国医学会一直将医生自主权奉为圭臬。一旦医生自主权遭遇威胁，它就会产生强烈的排斥反应。早在20世纪30年代，它就反对医疗保险制度，不允许第三方（支付方）的医疗介入。

1965年，老人医疗保险创立之初，时任美国医学会会长的D. 瓦德（Donovan Ward）在国会作证说："用税金来支付医疗保险，支出势必不断膨胀，最终将导致财政崩溃。为避免财政崩溃，政府就只有或限制医疗服务，或增税，或介入医疗服务内容。"美国医学会认为，设立老人医疗保险会招致政府干预医疗，出现医疗"社会主义化"，因而强烈反对。

然而，老人医疗保险的创立却受到民众广泛欢迎。美国医学会反对国家权力干涉医生自主权（自律性，决断权）的论调严重损害了它的形象。在普通民众看来，它的反对只不过是为了维护医生既得利益。

其后，美国医学会对老人医疗保险的态度也逐渐发生变化，最后变为其坚定的支持者。然而它一直奉为圭臬的医生自主权也日渐式微。疾患种类定额支付制度的采用，可以说让医生自主权的幻想彻底破灭了。

02 同行监察机构

实行医疗监察

1983 年，疾患种类定额支付制度实行后，为避免医院谋取不正当利益，导致医疗质量下降，美国政府开始对老人医疗保险实行彻底的医疗监察制度。

在疾患种类定额支付制度下，患者平均住院天数减少，空床位增加。医院为了提高床位使用率，势必增加住院患者；而让一些原本没有必要住院的轻症患者也住院，医院获得的利润就越大。实际上，在美国率先试验实行疾患种类定额支付制度的新泽西州和马里兰州，住院人数就上升了。

其实，早在 1972 年，对老人医疗保险和低收入者医疗保险，美国就开始实行利用审查制度。这次是在大幅度修改利用审查制度的基础上，在各州设立由医疗专业人员组成的同行监察机构（Peer Review Organization，PRO），由他们负责实施医疗监察。

同行监察机构的审查包括对入院必要性的事前审查以及对医疗恰当性的事后病历抽查（抽查率达 50% 以上）。同行监察机构雇用专业护士、医生进行审查。如果查出“不必要的住院”、“不恰当医疗”，老人医疗保险则拒绝支付；对性质恶劣的医生、医院，则取消其保险适用资格。同行监察机构实际上发挥着“医疗警察”的作用。

美国政府强调，设立同行监察机构的目的不仅是为了削减医疗成本，更在于提高医疗质量。因而老人医疗保险在与各州的同行监察机构签约时，设定了改善医疗质量的具体目标，例如：

（1）心脏病突发性死亡件数，1年内降低20%（肯塔基州）。

（2）细菌性肺炎死亡件数，1年内减少514例（纽约州）。

（3）手术后尿路感染率降低30%（康涅狄格州）。

（4）充血性心衰竭患者再住院率降低90%（新泽西州）。

通过住院前审查、出院后病历抽查、拒绝支付等手段就能实现以上目标，这种想象真是大胆之极。

门诊手术激增

同行监察机构制度实行后，门诊手术激增。例如，白内障手术是实行住院前审查的代表性病种，同行监察机构一直坚持原则上不批准白内障住院手术。在老人医疗保险手术中，眼科手术成本占20%。1980年，眼科手术住院率为87%，1985年，实行监察制度后，则锐减到20%。

老人医疗保险通过住院前审查制度，大力提倡门诊手术。结果美国掀起了兴建门诊手术中心之风，门诊手术也扩大到非老人医疗保险患者。为有效收回建设门诊手术中心的投资，医疗机构当然不会将其仅限于老人保险医疗患者使用；商业医疗保险公司当然也欢迎将住院手术改为门诊手术。

在纽约州，同行监察机构制度实行后，住院天数显著下降。1984 年 9 月，该州老人医疗保险住院患者的平均住院天数为 13 天，远远高于全国平均水平的 7.4 天。当时纽约州实行的医疗费抑制政策是住院日定额制（纽约州 1986 年才开始采用疾患种类定额支付制度）。1984 年 11 月，为缩短老人医疗保险患者的住院天数，纽约州开始引入同行监察机构，实行医疗监察。对住院时间过长的病例，老人医疗保险不断拒付，纽约市的拒付率一度上升到 14%（该州其他地区拒付率亦达 10%）。1985 年 1 月，仅 2 个月后，平均住院天数减为 8.7 天。纽约市的实践表明，仅实行拒付也同样能减少住院天数。

如前所述，在疾患种类定额支付制度下，医院容易采用缩短患者住院天数的做法来削减成本。该制度实行后，一些患者尚未痊愈就被迫出院，一时舆论哗然。1985 年 8 月，美国卫生部对各州同行监察机构发出通知："让患者过早出院的，也要坚决拒付。"医院方则纷纷予以反击："迫使患者早出院的，究竟是谁！"

监察标准与信息公开

同行监察机构通过抽查出院患者病历，对医疗内容进行监察。甄别"不恰当"医疗的标准，在该制度实行之初，各州并不一致，其后统一成 6 个项目：①不适当的出院计划；②出院时体温、血压、脉搏等生命体征尚未恢复正常；③意外死亡；④院内感染；⑤计划外手术；⑥住院期间出现外伤。

同行监察机构的专职护士对以上项目进行初审，若有疑问，则提交医生复审。美国卫生部报告显示，初审发现问题的病例中，约8%被确认为不恰当医疗。

同行监察机构的监察还促进了信息公开。1986年3月，美国卫生部公开了各医院的老人医疗保险患者死亡率，以及一些死亡率极低的医院名单（因其存在推诿危重患者嫌疑）。卫生部的解释是："虽然这些原本是监察用资料，但既然已做成公文，根据信息公开法，就不得不予以公开。"对此，医院方则恼羞成怒："不是故意在患者中制造混乱吗？"一些死亡率高的医院相关人士则反驳："只看三打成绩，那G. H. 路斯（George Herman Babe Ruth）能算优秀棒球手吗？"

医疗检察官

如果同行监察机构相当于医疗警察，那么美国卫生部监察总监则相当于医疗检察官。20世纪70年代，为打击低收入者医疗保险被滥用、欺诈横行的现象，卫生部设立了监察总监。1981年，里根总统任命原FBI犯罪组织搜查官——R. P. 库赛罗（Richard P. Kusserow）担任此职。他的部门拥有1400名专职人员，预算高达5000万美元。库赛罗不仅打击在老人医疗保险和低收入者医疗保险中出现的欺诈行为，还积极揭发有问题医疗行为的医生、医院。他公布自己的调查结果，例如"在老人医疗保险中，有10%的住院是不必要的"。在公布"手术量小的医院，心脏搭桥手术的预后差"的调查结果时，他直言不讳地指出"与其在手术量小的医院做心脏搭桥术，还不如由老人医疗保险负担患者和家属旅费，将患者送到手术量大的医院去做手术。这样还更经济一些"。对同行监察机构的活动，他也屡屡批评其经费过多，监察过于宽松等。

1990 年，库赛罗在一次电视访谈节目中失言。美国医学会趁机抓住把柄，要求布什总统解除他的职务，不料库赛罗反而获得民众更大的支持。R. 内德（Ralph Nader）领导的消费者团体的医疗部门负责人 S. M. 沃尔夫（Sidney M. Wolfe）医生指出："医生们一直坚信，自己内部的问题应由自己解决，不需要政府干预。很遗憾，这完全是错觉。"民主党众议院议员 P. 斯塔克（Pete Stark）则讽刺道："美国医学会要求辞职，正好说明他们被库塞罗击中了要害。他们的面子被伤了，正发脾气呢。"

支付方疑虑根深蒂固

随着医疗支出不断膨胀，支付方疑虑也日渐加深，认为正是医生、医院等医疗服务供给方实施了"不必要、没有意义甚至有害的医疗"导致的。20 世纪 80 年代引入的同行监察机构制度，90 年代盛极一时的管理医疗的利用审查制度（对医疗行为是否恰当，保险公司进行事前、事中及事后审查），无不是支付方疑虑的具体体现。

20 世纪 80 年代后半期，原哈佛大学医学院院长 R. H. 艾伯特（Robert H. Ebert，马萨诸塞州最大的管理医疗保险公司① Health Maintenance Organization——哈佛清教徒医疗保

① 管理医疗的典型，保险费相对低廉，对医疗服务的利用有限制，如被保险者原则上只能在指定的医疗机构就医、就诊专科医生时须有全科医生许可等。

险公司 Harvard Pilgrim Health Care 创始人）断言：“医生决定医疗的时代结束了。今后，不管医疗怎样变化，医生控制医疗的权限将越来越小。”1984 年，达特茅斯学院医学系（Dartmouth College，Dartmouth Medical school）的 J. E. 温伯洛（John E. Wennbero）教授在《新英格兰医学杂志》上发表论文指出，“医生权力过大会招致过度医疗”。这次他也发出警告：“医生若经常实施过度诊疗，从而放弃提供高质量医疗的责任，那么政府对医疗的控制将越来越严。总有一天，统计学数据或经济成本将比医生的临床判断更有发言权。”

疾患种类定额支付制度实行后，医院床位使用率下降，医院间竞争加剧，结果保险支付方的发言权日益增强。这也为管理医疗的盛行创造了条件。而医疗监察也可以说是管理医疗的杀手锏——利用审查的原型吧。

美国实行同行监察机构、管理医疗的历史证明：医生自主权不是禁区，其限制程度取决于与支付方的力量较量。

1990 年，美国科学院医学会对同行监察机构的活动提出批评，指出监察各个病例的医疗内容也许有利于降低医疗成本，然而却无益于提高整体医疗质量。它建议收集相关医疗信息，明了医疗服务模式与治疗结果的相关性。1992 年，美国国会做出相关修正，取消同行监察机构对住院医疗进行事前、事后审查的制度。然而仅仅数年的医疗监察活动给美国医疗带来的变化，如住院人数、天数的减少，门诊手术激增等，却是不可逆转的。

03 出现“非医疗地带”

过早出院

老人医疗保险实行疾患种类定额支付制度和同行监察机构制度后，患者住院天数急剧下降。医院加快检查和治疗速度，让患者尽快出院，以缩短住院天数。医院的这种做法，被称作“垂直医疗”。如果让患者躺在病房，从容不迫地进行治疗，即“水平医疗”，则多出的成本该由医院自己负担。对医院来说，让患者住院，然后进行术前检查等简直就是莫大的浪费。因此，让患者在门诊完成术前检查，手术当天住院，术后尽快起床活动，拆线前出院等做法一时蔚然成风。

随着门诊手术增加，门诊医疗所占比重也上升。另一方面，住院患者的病情也越严重，出现了“医院重症监护室化”的现象。在定额支付制度下，医院存在着让患者尽快出院、缩短住院天数的经济动机。有些医院甚至欺骗患者：再住院下去，老人医疗保险就不付钱了，快点出院吧！对此，持肯定观点的人认为，患者在家里恢复快，心理压力小，还可降低院内感染风险，没有必要长期住院；而反对过早出院的呼声亦日益高涨，认为患者尚未痊愈就被强迫出院了。

1988 年，美国卫生部监察总监部门的调查报告显示，老人医疗保险患者中，有 1% 的患者被迫过早出院。为此，美国卫生部规定，如果不同意出院，患者有权向同行监察机构提出申诉；同行监察机构在3日内审理裁决，审理期间患者可继续住院。马萨诸塞州公共卫生局（Massachusetts Department of Public Health）设立了患者支援科，患者被勒令过早出院时，可直接投诉。

出院协调员

为让患者尽早顺利出院，医院出现了一个新的职业——“出院计划制定者”（又称为出院协调员，更多的称为项目经理）。这项职位通常由社工或护士担任。他们负责联系康复医院、家庭医疗护理机构、老人医疗护理机构等接收患者，以使患者出院后能继续得到必要的医疗护理服务。

出院协调员的工作可以说从患者入院（或等待住院）时就开始了。他们提前告诉患者、家属，住院治疗的目标以及出院后的医疗护理等。他们的职责是让患者尽快顺利出院。

疾患种类定额支付制度刚开始实行时，由于恢复期医疗护理服务需求激增，相应设施严重不足，出院协调员的工作也并不容易。1987年1月，美国联邦会计局（U. S. Government Accountability Office）的调查显示，86%的出院协调员表示难以联系到医疗护理机构。

在马萨诸塞州，医疗护理服务更是严重供不应求。由于该州采取了自己的医疗费削减政策，其平均住院天数为11.4天，大大高于全国平均水平7.4天。1985年，该州才开始实行疾患种类定额支付制度、同行监察机构制度，比其他州晚了2年。其时，美国政府正加强对医疗护理服务支付的审查力度。1984 年全国平均拒付率为 1.6%，1986 年则急剧上升到 7.5%。在马萨诸塞州，拒付率更是高达 20% 以上（拒付理由几乎都是“无医学上的必要”）。

本以为有医疗护理服务而出院的患者出院后却根本没人管，这种因疾患种类定额支付制度而导致的过早出院现象，被称作“非医疗地带”（参议员 J. 海因兹 John Heinz 的说法）。为防止过早出院，马萨诸塞州规定医院必须向患者提交出院计划书，并取得患者签字同意。对此，马萨诸塞州医院协会（Massachusetts Hospital Association，MHA）强烈反对：“医院只对住院期间的患者负有责任，怎么能强迫医院对出院患者的医疗护理服务负责呢!”

医疗服务水平下降了?

疾患种类定额支付制度实行后，美国医疗出现了诸多变化。人们关注的焦点包括：医疗服务水平是否下降了？住院天数缩短，患者是否尚未痊愈就被迫出院？为削减成本，医院是否削减了必要的医疗服务？临床医疗究竟发生了什么变化？对此，美国卫生部医疗财政管理局委托兰德公司（Rand）开展了大规模调查。

该调查从 1985 年开始，历时 4 年，在加利福尼亚州、佛罗里达州、印第安纳州、宾夕法尼亚州、得克萨斯州等 5 个州选取 30 个地区进行。这些地区的同行监察机构协助收集数据。调查的疾患包括充血性心力衰竭、急性心肌梗塞、股骨骨折、肺炎、脑血管意外、抑郁症等 6 个病种。

调查对象以 297 家医院的住院患者病历为基础数据，抽取1981年（住院患者的20%）、1982年（住院患者的30%）2年间的病历，与疾患种类定额支付制度实行后的1985年7月到1986年6月1年间（住院患者的50%）的病历进行比较。全部调查对象病例近1.7万例。除抑郁症外的其他5种疾患的调查结果如下：

（1）重症住院患者增加。

（2）住院天数减少3~4天（24%）。

（3）住院期间医疗服务质量提高。

（4）尚未痊愈的出院患者由15%增加到18%。

（5）尚未痊愈的出院患者90天内死亡率较高。

（6）对住院患者重症度加权平均后，住院患者死亡率由16.1%下降到12.8%。

（7）患者住院后180天内死亡率变化不大（由29.6%变为29.2%）。

（8）出院后转入老人医疗护理机构的患者比例上升，直接回家的患者从77%减少到73%（股骨骨折患者从56%减少到48%）。

（9）出院后180天内再次住院的比例无变化。

调查结果显示，存在未痊愈患者过早出院的现象，但患者死亡率并无变化，说明患者利益并未受到损害。医疗质量有随着时代进步而提高的特点。调查结果表明，疾患种类定额支付制度并未妨碍医疗质量的提高。但出院患者6个月内死亡率却无变化，患者利益真的没有受到损害吗？

调查结果也显示，疾患种类定额支付制度实行后，医生、护士工作更加繁忙。重症住院患者增加，医疗强度加大，而患者却必须尽早出院，担任病房主要工作的住院医生普遍感到工作压力增大。

为避免忙中出错、出现遗漏等，更多的医院开始采用按疾患种类分类的临床操作程序指南（Critical Pathway）。这也是在严峻的医疗环境下，医院为提高医疗效率、维持医疗质量而做的努力吧。临床操作程序指南还有利于保持完整的医疗记录、核对医疗费等。

而1988年《新英格兰医学杂志》发表的一篇论文也印证了未痊愈患者被迫过早出院的事实。该论文对股骨骨折患者的医疗服务进行了调查（NEJM 319:1392，1988），结果显示美国中西部一医院（1100张床位）的股骨骨折住院患者在疾患种类定额支付制度实行的前后6年间，住院天数由21.9天减为12.6天；住院期间的理疗次数从7.6次减为6.3次；功能康复指标——术后步行距离，从27米减为11米；出院后转入老人医疗护理机构的患者由38%增加到60%。这一调查结果也显示出恢复期医疗由医院转移到老人医疗护理机构的趋势。

04 医疗新版图

医院宣传加剧

疾患种类定额支付制度、同行监察机构制度实行后，为争夺患者，美国各医院展开了激烈的广告大战。据估计，1984 年，美国医院的广告费为 1 亿美元，到 1986 年则上升至 5 亿美元。

对“I ♥ NY”（我爱纽约）图标，到过纽约的读者一定不会觉得陌生吧？N. K. 玛丘拉特（Natel K. Matschulat），策划纽约州“I ♥ NY”旅游项目的负责人，于 1986 年出任位于纽约曼哈顿的西奈山医院（Mount Sinai Hospital，MSH）的副院长，主管公共宣传工作。

西奈山医院位于有名的富人区第五大道，一直维护着贵族医院的形象。玛丘拉特上任后，更是以高级宾馆的服务招徕患者：病房提供高级订餐、鲜花配送、录像机及电影录像带租借服务、管家服务，甚至提供商务会餐等。她尤其注重形象宣传，突出医生、护士的优秀形象。形象宣传广告推出后，该院的医生介绍服务业务猛增了 4 倍。

医生介绍服务是当时风靡美国的一项新型服务。医院接受患者咨询，根据患者病情免费介绍最合适的医生。当然所介绍的医生大多与医院有合作关系，其中也不乏医院对患者的期待，即最终成为该医院的顾客。

而位于俄亥俄州代顿市的圣－伊丽莎白医疗中心（St. Elizabeth Medical Center）开发的上门推销用医疗包，更是别具一格。在日本，上门推销给人的印象多是推销女性内衣之类的。这原是美国一家名叫特百惠（Tupperware Brands Corp）的塑料餐具公司开发的营销方式，因大获成功而流传开来。

圣－伊丽莎白医疗中心开发的医疗包，由一些有合作关系的医生带着亲自拜访居民。医生们从医疗包里取出医疗器具等让主妇们猜其用途，就像孩子们玩游戏一样，目的是让更多的居民熟识自己。

医生们的努力令人心酸，他们希望主妇或她们的熟人在需要医疗服务的时候能够成为自己或有合作关系医院的顾客。圣－伊丽莎白医疗中心的这种上门推销战略受到全美医院的注目，1 个医疗包甚至卖到 1.8 万美元。

催生新市场、新职业

疾患种类定额支付制度、同行监察机构制度实行后，患者住院天数缩短，出现了恢复期医疗的巨大市场。面对巨大商机，家庭医疗护理企业与医院的合作、合并加快，不少医院甚至在院内建设老人医疗护理机构。例如，在波士顿，马萨诸塞综合医院与新英格兰医疗中心（New England Medical Center）等数家医院共同出资一家家庭医疗护理企业，将出院患者优先安排到那里，医院骨干人员甚至挂名成为该企业顾问等。这种形成共同利益链的做法，当然受到舆论非议。

两制度实行后，医院突然出现病床大量闲置、设备过剩的状态。怎样开发利用过剩的设备和人员，美国各医院无不绞尽脑汁。最简单的做法是将病房建筑等闲置房地产租借给个人开业医生、药店、家庭医疗护理器械销售公司等相关行业。1987 年,《纽约时报》专门报道了医院的分流、再利用措施:

（1）利用洗衣设备承接学校、工厂的洗衣业务。

（2）利用食堂承接婚宴等宴会业务。

（3）儿童医院经营幼儿园。

（4）利用检验设施承接个人开业医生和其他医院的检验业务。

（5）开设健身俱乐部。

（6）开设会员制俱乐部，提供贵宾医疗服务。

（7）护士作为促销员，去个人开业医生处招揽患者。

这些还是常规业务，而位于康涅狄格州纽黑文市的圣-拉法尔医院（the Hospital of Saint Raphael）与有合作关系的医生们提出的创业计划，更是让人哭笑不得。他们准备开设一家医疗宾馆，为已出院却无法回家，仍需医疗服务的患者提供特殊的医疗护理服务。在疾患种类定额支付制度下，医院为获取利润，让患者过早出院；患者无法回家时，那就再收取医疗宾馆费吧。真可谓利欲熏心啊。

两制度的实行，还催生了一个新的职业——代码咨询师。他们帮助医院申请保险给付。医院申请保险给付时，如果病名代码不对，老人医疗保险可能拒付；而同一疾病也可能因代码选择不同，支付额相差甚大。因此即便手续费高昂

（如代码改正后获得差额的1/3归咨询师所有），医院也对这一服务趋之若鹜。当然，过度的代码操作可能因诈骗嫌疑而遭受卫生部处罚。太能干的代码专家也危险。

医疗各方博弈

疾患种类定额支付制度实行后，美国医疗发生了巨大变化。然而，其他因素的影响也不容忽视。例如，住院人数的减少、门诊手术的增加与同行监察机构就有很大关系。而住院天数的减少倾向则出现于疾患种类定额支付制度实行前，因而多被认为是20世纪80年代管理医疗渗透的结果。

疾患种类定额支付制度是否真正起到了抑制医院经营成本的作用呢？这一点还待商榷。该制度实行之初，对医院的支付比较宽松，几乎所有医院都因老人医疗保险而赢利。但是好景不长，不久政府开始冻结或降低疾患种类定额支付价格。几年后，医院的老人医疗保险业务开始“跌破成本”。在疾患种类定额支付制度下，政府更容易限制全体老人医疗保险的支付价格。因此，医疗费的降低与其说是定额支付制度提高了医院经营的效率、降低了成本，不如说是政府操纵价格所致。面对政府多次冻结支付价格，医院方无奈地哀叹：“医院遵守疾患种类定额支付制度的游戏规则，努力提高医院经营效率；可政府却得寸进尺，‘既然都能削减这么多，那就能再削减’。政府实际上是在惩罚遵守规则的医院啊！”

通过疾患种类定额支付制度成功控制支付给医院的住院费用后，美国政府将下一个目标转向门诊医疗费和支付给医生的费用（在美国，医院、医生的医疗费是分开的。患者去医院就诊后，会收到医院、医生分别开出的账单）。疾患种类定额支付制度实行后，门诊占医院医疗的比重增大，门诊医疗费激增。对此，1997年，国会通过财政平衡法，决定对门诊医疗也实行疾患种类定额支付制度。而在此之前，老人医疗保险对医生的支付是比较宽松的，由医生各自定价。这次，美国政府一改过去的做法，实行全国统一的收费价格表。医生收取的费用上限，不得超过规定价格的15%（差额由患者自己负担）。尽管美国医学会强烈反对，美国政府还是成功抑制了医生医疗服务单价。然而，医生的医疗服务量还是增加了，对支付给医生的医疗费的整体控制并未取得成功。

老人医疗保险的支付低于成本，医院只得从商业医疗保险公司收取超过成本的费用，弥补亏损（成本转嫁）。然而，疾患种类定额支付制度、同行监察机构制度实行后，医院病床使用率下降，商业保险公司的价格谈判优势增强，医院也不得不接受大保险公司提出的大幅降价要求。医院成本转嫁的对象没有了，而过早出院的患者增加、家属的护理量增大，无疑他们才是真正的成本转嫁对象。

日本也引入？

对疾患种类定额支付制度，日本也在讨论是否实行。如果实行，将怎样应对以下课题：

（1）通过疾患种类定额支付制度控制住院医疗服务单价后，对住院人数，将怎样限制？

（2）怎样加强医疗内容审查，以防止过度削减医疗服务、滥用疾患种类定额支付制度？

（3）将在多大程度上限制医生自主权？

（4）患者住院天数减少、恢复期医疗移至院外时，是否具备相应设施（恢复期医疗不同于家庭护理）？

（5）疾患种类定额支付制度实行后，日本医院急性期医疗和慢性期医疗并存的现象，能在多大程度上得到改善？

（6）如果急性期医疗和慢性期医疗分开，慢性期医疗设施能准备到位吗（也存在护理设施适用保险的问题）？

（7）床位使用率下降，是否会出现医院破产、倒闭的时代？

“他山之石，可以攻玉”，以上介绍疾患种类定额支付制度对美国医疗造成的影响，谨供读者参考。

医疗逸闻

罗斯福总统的健康秘密

富兰克林·罗斯福（Franklin Delano Roosevelt）是美国第32任总统（1933－1945）。他的任期历经了经济大萧条、第二次世界大战，他是引领美国度过历史上最困难时期的名总统之一。

罗斯福出生于纽约的名门世家，先后就读于哈佛大学和哥伦比亚大学（Columbia University）法学院，其后成为律师。他追随堂兄——美国第26任总统（1901－1909）西奥多·罗斯福（Theodore“Teddy”Roosevelt）的足迹，一心梦想成为总统。从担任海军副总长（Assistant Secretary of the Navy）开始，他在政治上一帆风顺。1920年，他38岁时即成为民主党副总统候选人。虽然这次选举失败，但他也向着总统梦想步步逼近。

1921年，罗斯福的人生突然跌入低谷。他罹患小儿麻痹症，并留下后遗症，无法行走。病魔不仅导致了身体残疾，还中断了他的总统梦想。他不得不从政界引退，从此陷入失意和绝望的深渊。

然而3年后，他找到了新的人生目标。他决定在佐治亚州的温泉镇建立一个小儿麻痹症后遗症儿童康复中心。他不顾妻子和家人的反对，将2/3的个人财产投了进去。康复中心建成后，开始接收来自全国各地的小儿麻痹症患儿。罗斯福亲自指导康复训练，他用热情的微笑鼓励孩子们，孩子们都亲切地称他为“先生”。

康复中心的建成重新唤醒了他的政治野心。与年轻气盛时的个人主义不同，他从罹患小儿麻痹症的体验中找到了新的政治追求。他希望用自己的权力帮助弱势群体。

但是，他却不能以借助拐杖或轮椅的姿势出现在广大选民面前。在那个年代，拄拐杖、坐轮椅的残疾人是不能参加竞选的。因此，要复归政界，他就必须学会“走路”。他必须彻底锻炼手臂力量，扶助他走路的儿子也必须同样如此。他右手拄拐，左手扶着儿子的手臂，将身体重心从拐杖移到儿子，又从儿子移到拐杖，交替前行。这是他学习走路的“战略”。无论对他，还是对儿子来说，这都是体力上的巨大挑战，而且他们还不能露出艰难“作业”的痕迹。他和儿子艰苦锻炼，以期能在选民面前一边“面露亲切微笑”，一边“轻松走路”。

1924 年，罗斯福迎来了患病后的首次亮相，那可关系到他能否成功复归政界。在民主党全国大会上，他负责为 A. E. 史密斯（Alfred Emanuel Smith）作总统候选人提名演说。他是否能自己走到讲台前？如果中途摔倒，他的政治复归梦想将化为泡影。在巨大的心理压力下，罗斯福和儿子一边与旁人谈笑风生，一边一步一步地走完了到演讲台的路程。

1929 年，经济大萧条开始席卷美国，失业者猛增，全国陷入一片绝望。1932 年，罗斯福高举“新政”的大旗，赢得大选，当上了美国总统。罗斯福和儿子继续表演着“步行”。他身体残疾、不能步行的事实，无论在竞选时或是当上总统后，都被当做国家机密，国民无从知晓。他在总统就职演说中的名句，“除了恐怖本身，还有什么能让人更恐怖呢?”这句话有力地鼓舞了因经济大萧条而陷入无限恐慌的国民，给了他们勇气和信心。这也是他一直用来激励自己的话语吧?

罗斯福当选 4 届美国总统，不仅带领美国走出经济大萧条，还积极充实救助弱势群体的福利制度，开启了民主党自由主义政策的先河。同时，在全国一片厌战情绪中，他判断“参战不可避免”，秘密进行对日、对德备战。然而，二战胜利在望，他的身体却再难以抵御病魔侵袭。他患有严重的高血压（经常超过 200/100 毫米汞柱)，出现心力衰竭症状。医生们规定他 1 天只能工作 4 小时。正值构筑二战后新的世界战略之际，罗斯福严重的高血压及并发症当然也是国家的高度机密了。

当上总统后，罗斯福仍然经常去温泉镇的康复中心疗养。与参加康复训练的孩子们在一起，是否也给作为美国总统的他度过那个艰难时代的勇气呢? 他在温泉镇的家很像华盛顿的白宫，被称为“小白宫”。1945 年 4 月 12 日，就是在这儿，他因脑溢血而离开人世。

他的灵柩由火车运往华盛顿。铁路沿线直至华盛顿，国民们列队送别。然而最初送别他的，却是那些坐在轮椅上的孩子们，那些亲切地称他为“先生”的小儿麻痹症患儿们。

第三章

管理医疗的失败

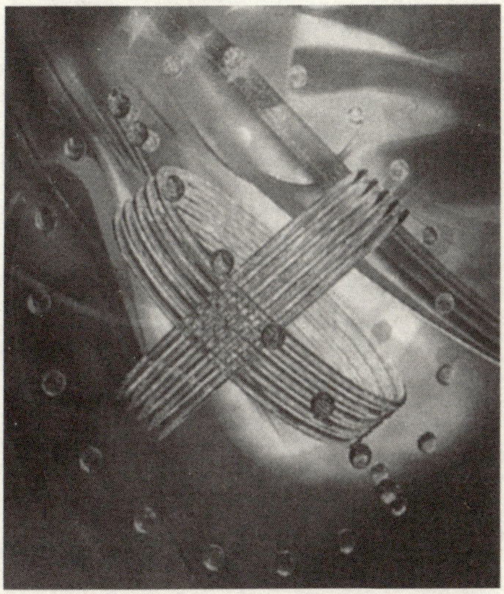

01 对管理医疗的失望

医疗不信任的产物

所谓管理医疗，一言以蔽之，就是医疗保险公司一方面管理、限制患者就医及利用医生、医院提供的医疗服务；另一方面将财政风险转嫁给医生、医院，从而达到抑制医疗费的保险机制。管理医疗宣称要消灭过度医疗，提高医疗效率，提供以预防医疗为重点的优质医疗服务。他们的宣传正中企业、雇主下怀，后者正对不断膨胀的医疗保险费支出心怀不满。因此，管理医疗很快得到企业、雇主的支持，在美国迅速普及。

“在实际发生额支付制度下，医生、医院难道没有实施过度医疗，获取不义之财?”作为消费者的患者也同样对医疗充满疑虑。因而，管理医疗出现时，消费者也以为它是站在自己一方的，给予热烈支持。管理医疗可以说正是患者、保险公司对医疗的强烈不信任催生的产物。

20 世纪 90 年代初，管理医疗一跃而成为美国医疗保险市场的主流。它的宣传口号是“控制医疗成本，提高医疗质量”。然而到 90 年代后期，美国民众对它的不满和失望却日益高涨。

1999 年 10 月，《卫生行政、政策与法律杂志》（Journal

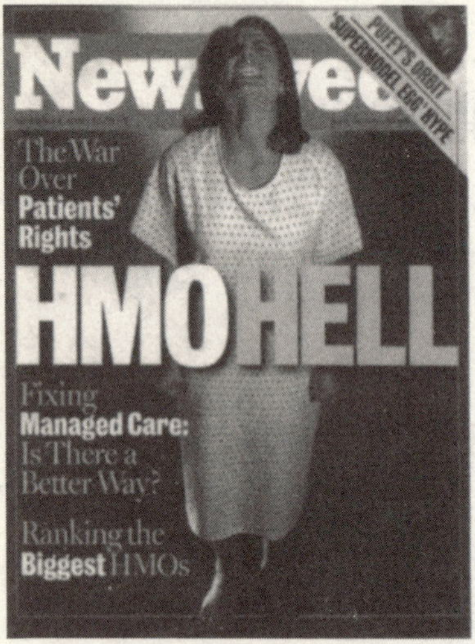

新闻周刊封面

（1999 年 11 月 8 日刊）

of Health Politics, Policy and Law）刊登特辑《管理医疗的反作用》，分析管理医疗失败的原因。哈佛大学公共卫生学院的 K. 斯瓦茨（Katherine Swartz）教授的论文标题是“众所周知，管理医疗已经死亡”。11 月，《新闻周刊》（Newsweek）也刊登特辑，封面是一个痛苦的患者形象（照片）和大标题——“管理医疗地狱”。

作为医疗改革的旗手，管理医疗曾被寄予厚望。它为什么失败了呢？

患者成“报废车”？

管理医疗的机制与汽车保险相似。医疗服务供给方是否会利用患者相关医疗知识的匮乏而提供不必要的服务呢？正如汽车修理公司，总会找出那么多“该修理”的地方。对医疗，如同对汽车修理公司一样，消费者总是心怀疑虑。所以，出现了汽车保险公司，由它代替消费者对汽车修理进行事前评估；在管理医疗中，医疗保险公司也对医疗的必要性进行评估。

发生交通事故时，受损汽车需进行修理。消费者须事先让保险公司指定的汽车修理厂或保险公司自己的评估员对受损汽车进行检查，评估修理费。在管理医疗中，患者需要住院时，医生也须向医疗保险公司说明住院的必要性，取得事先许可。

在汽车保险中，受损汽车如果在保险公司指定的修理厂修理，修理费与事前评估的金额相同；而在非指定的修理厂，实际修理费可能与评估价不一样，差额则需由消费者自己负担。在管理医疗中，患者如果在医疗保险公司指定外的医生、医院处就诊，也需由自己负担差额。

总之，管理医疗与汽车保险相通之处颇多，例如：保险公司对服务的必要性进行审查、确认后方同意支付费用；保险公司与指定的服务供给方签订合同，获取更大的价格优惠；保险公司代替消费者发挥监督作用，以弥补消费者的信息不足。

汽车保险与管理医疗机制非常相似，然而两者却存在一个根本区别，即患者不是报废车。当车辆受损严重，修理费高于赔付额时，保险公司会在成本核算的基础上，单纯地做出报废车处理决定。然而在管理医疗中，患者不是报废车，是绝不容许医疗保险公司只计算金钱得失的。

至少消费者是这样认为的。然而现实情况是，为抑制成本，医疗保险公司真的不惧于将患者视为报废车。这对善良的消费者来说，真的是惊骇莫名！管理医疗中，这样恐怖的事例不胜枚举。

2000 年 2 月 27 日，在总统竞选中，时任副总统的民主党总统候选人 A. 戈尔（Albert Gore）就以华盛顿州的伊安·马龙（Ian Malone）的事例为证，提出制定患者权利法，限制管理医疗的必要性。他公开谴责美国最大的管理医疗保险公司——安泰公司（Aetna），指出："这样，伊安就只有等死了。"

伊安·马龙，婴儿，6 个月，脑损伤。2000 年 2 月 25 日，安泰公司决定停止支付其家庭医疗护理费用。伊安父母曾 3 次申请重新审查，全科医生也判断伊安的治疗有医学必要性。但安泰公司根本不派人亲自去看患者，仅凭对医疗记录的审查就断定没有医学救治价值。最后，伊安父母直接向戈尔求助。

在伊安父母坚持与安泰公司交涉时，据说该公司曾提出"报废车"处理建议："放弃抚养权，将孩子送往孤儿收养中心。这样就可以适用低收入者医疗保险，谁也不用自己掏腰包。"当然，安泰公司对此矢口否认。不过，事件曝光后第二天，该公司即表示：根据决策层的重新审查，决定收回以前的决定，继续支付伊安的家庭医疗护理费用。

02 非营利性管理医疗的失败

池鱼之殃

2000 年 1 月 4 日，受管理医疗失败的影响，波士顿红袜队（Boston Red Sox）建新球场的梦想破灭了。

波士顿红袜队主场芬威球场，造型独特，建于 1912 年，是美国职业棒球大联盟（Major League Baseball）中历史最悠久的球场。球场左侧窄，右侧宽，左右极不对称。为求对称效果，左侧又建了巨大的围墙，涂成绿色，被称为“绿巨人”，深受美国棒球迷喜爱。

芬威球场虽然名气很大，毕竟老朽不堪了。几年来波士顿红袜队一直提议建设新球场。他们的方案是就在芬威球场旁边建设新球场，几乎再现绿巨人以及现在球场的大小和形状，以报答球迷们的钟爱。

红袜队新球场建设预算高达 6 亿美元，他们原指望能得到马萨诸塞州州政府拨款援助。1998 年，面对职业橄榄球队——新英格兰爱国者队（New England Patriots）的威胁，“如果州政府不资助新球场建设，将把主场迁到康涅狄格州”，马萨诸塞州州政府曾拨款 7000 万美元。

然而，2000 年 1 月 4 日，马萨诸塞州最大、历史最悠久的管理医疗保险公司——哈佛清教徒医疗保险公司事实上倒

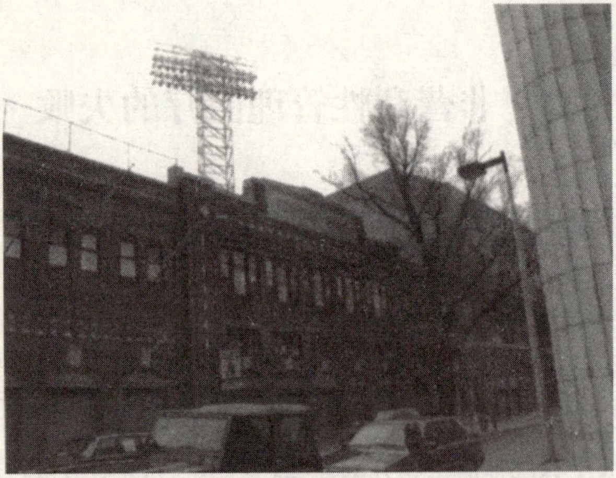

芬威球场正面

（建于1912年，已老朽不堪）

闭，被置于州债权管理机构监管之下。

该公司债务高达1.8亿美元，由州检察长（Attorney General）T. 雷利（Thomas Reilly）接手重建。上任之初，雷利就明言将尽量不动用州民的税金。然而，如果重建失败，患者则必须投保其他管理医疗保险公司，并寻找新的全科医生，这对患者影响之大自不用说；而州内医院对该公司的应收款也高达3亿美元，可以说重建也关系医院的存亡。

医疗作为州的支柱产业之一，面临如此巨大震荡，雷利尚且表示不动用税金。在此情势下，红袜队又怎敢要求州政府资助兴建新球场呢？另一方面，即便雷利最后不得不食言，动用巨额税金来挽救该公司，那么州就更没有资金来资助球场建设了。

红袜队期待州政府资助建设新球场的如意算盘也因哈佛

清教徒医疗保险公司的“横生枝节”而落空了。

向低收入者提供优质医疗

哈佛清教徒医疗保险公司的前身——哈佛社区医疗保险公司（Harvard Community Health Plan）由原哈佛大学医学院院长 R. H. 艾伯特创建于 1969 年。它的设立是基于艾伯特的设想，即采取患者以保险费的形式提前交付医疗费，由保险公司雇用医生给患者看病的形式。当时哈佛大学学院派的医生们嘲讽它是共产主义式医疗，是绝对行不通的（现在这种形式的医疗保险被称为员工模式管理医疗）。

公司创业时只有 88 名被保险者。它位于波士顿坎莫尔广场一座居民楼的一室，正好与芬威球场比邻。它是最早向低收入者医疗保险患者开放的管理医疗保险公司，旨在向低收入者提供优质医疗。其后，该公司规模迅速扩大，相继在波士顿及郊区开设多家医疗中心。

从 20 世纪 80 年代中期开始，哈佛社区医疗保险公司不断与其他管理医疗保险公司合并。它在继续经营员工模式管理医疗保险的同时，也参与其他形式的医疗保险（例如开业医合作模式 Independent Provider Organization，指定医疗合作模式 Preferred Provider Organization，任意医疗合作模式 Point of Service 等）。它的被保险者一度超过 100 万人。90 年代后半期，随着社会对管理医疗的不满日益高涨，哈佛清教徒医疗保险公司（1994 年更名）因其非营利性，有“良心”而“一枝独秀”，成为管理医疗保险公司的楷模。

过度扩张酿苦果

哈佛清教徒医疗保险公司的倒闭可以说正是市场机制失败的例证。该公司本是非营利性的，旨在为低收入者提供优质医疗。然而在市场机制主导的美国医疗保险界，为求生存，其经营战略与营利性企业也相差无几。

具体来说，正是该公司为提高市场占有率而采取扩张战略的失败招致了倒闭。特别是1992年B. 韦尔德（Bill Weld）州长（共和党）企图通过市场机制抑制医疗成本从而大幅放宽州政府限制后，医院和保险公司之间可以自由谈判决定医疗服务价格，保险公司之间的市场占有率竞争加剧。

哈佛社区医疗保险公司将业务扩大到相邻的罗得岛州与新罕布什尔州。1994年，该公司与大型医疗管理保险公司——清教徒医疗保险公司（Pilgrim Health Care，开业医合作模式）合并后，一跃而成为马萨诸塞州最大的医疗保险公司。该公司这些经营战略无疑都是为了提高市场占有率，增强对医生、医院谈判的价格优势。通过迫使医生、医院提供大幅度折扣价格，医疗保险公司就可以低廉的保险费招徕企业等大宗客户。在白热化竞争中，该公司过低估计成本的后果终于凸显——1.8亿美元的巨额负债。

该公司本来以员工模式管理医疗起家，但是在不断的合并中，也吸收了其他形式的医疗保险，企业经营日趋复杂，财务管理最终陷入瘫痪。2000年1月4日，该公司突然宣布倒闭的直接原因，就是突然“发现”了5000万~7000万美元的负债。

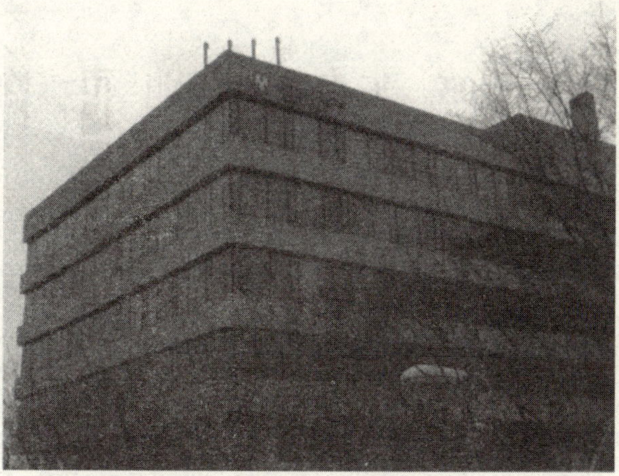

哈佛清教徒医疗保险公司办公大楼

（位于波士顿）

2000 年 2 月，州福利部门负责人 W. D. 奥利瑞（William D. O'Leary）与消费者保护局局长 J. D. 卡雷（Jennifer Davis Carey）联名上书州长 P. 瑟鲁斯（Paul Cellucci，共和党），指出 1992 年以来采取的政策——市场机制抑制医疗成本的做法彻底失败了。

03　无保险者问题

被保险者遭抛弃

在美国，医疗原则上实行市场机制，大多数国民从众多的商业医疗保险公司选择购买医疗保险。医疗保险就是一种商品。宣扬市场机制的论调认为医疗与社会的其他经济活动没有什么区别，市场竞争机制可以提高医疗效率、改善医疗质量。但是，在市场机制下，经济能力低的人是买不到期望购买的商品的。因而，出现无医疗保障阶层也是必然的。

而老人医疗保险和低收入者医疗保险等公立医疗保险可以说是对市场机制下医疗保险的一种补充。如果完全依赖市场机制，有些人就可能根本无法就医了。虽然，政府投入大量税金运营公立医疗保险，但是20世纪90年代后，美国无任何医疗保险的人数仍持续增加（每7位美国人中就有1位无保险者），与经济持续景气形成鲜明的对比。事实上，管理医疗的盛行正是导致无保险者增加的原因之一。

对医疗保险公司来说，减少医疗损失最有效的办法就是筛选被保险者，即优先接受健康人群参保，拒绝一些人群参保。老人医疗保险业务委托给管理医疗保险公司后，他们筛选被保险者的行为更是明目张胆。

20世纪90年代，美国政府将老人医疗保险业务委托给管理医疗保险公司，目的是为了向患者提供更质优价廉的医疗。对每个患者，政府向管理医疗保险公司支付老人医疗保险平均成本的95%。按政府的计算，如果管理医疗成功，对每个患者，政府则可节省5%的成本。而且，保险公司还提供支付药费、配眼镜等附加服务。对患者来说，老人医疗保险+管理医疗保险公司的模式也更合算。

然而在这种模式下，美国政府的老人医疗保险支出反而增加了。管理医疗保险公司的医疗服务机制为：患者在保险公司指定的医生、医院处就诊；就医时，须通过全科医生向保险公司获得事先许可。对长期抱病的老年患者来说，“还需更换全科医生，真是自找麻烦，完全没必要!”因此这种模式对他们并没有吸引力。而管理医疗保险公司也以身体健康的老人为目标，以附加服务吸引他们。然而健康老人一旦患病，则更愿意回到老人医疗保险，以自由选择医生、医院。事实证明，老人医疗保险+管理医疗保险公司模式本身就隐含着筛选患者的机制。

面对老人医疗保险患者患病率上升、支出反而增加的情形，美国政府在1997年通过的财政平衡法中，决定削减支付给管理医疗保险公司的支出。于是，众多管理医疗保险公司以“入不敷出”为由，纷纷撤出老人医疗保险市场，放弃当初提供质优价廉医疗的承诺，将40万老人医疗保险+管理医疗保险公司模式下的患者毫不留情地抛弃了。即便仍然留在老人医疗保险市场的保险公司，也削减支付药费等附加服务，恬不知耻地违背当初的承诺。

老人医疗保险+管理医疗保险公司模式的失败也证明，

将医疗置于市场机制下时，有一天，保险公司有可能单方面取消合同，承诺的服务也消失得无影无踪。

医疗损失之“咒”

管理医疗以标榜提供质优价廉的医疗服务而登场。如果真是那样，在经济持续景气下，无保险者人数应该减少。为什么无保险者人数反而持续增加呢？

实际上，这与市场机制下医疗保险公司的运行机制大为相关。营利性保险公司的主要任务就是赚取利润向投资者分红。要增加利润，则必须增加收入，减少支出。减少支出的捷径就是减少被保险者医疗费用的实际支付额。医疗保险公司的一个财务指标“医疗损失”（即支出中实际使用于医疗费部分）可谓如实地反映了营利性保险公司的本质。

对保险公司来说，为被保险者支付的医疗费就是“损失”。华尔街的投资专家们认为，医疗损失超过85%就不可能有利润分红；保险公司要想成为绩优股，则必须将医疗损失控制在80%以下（联邦政府以税金运营的老人医疗保险，医疗损失高达97%～98%）。对保险公司来说，被华尔街抛弃，就意味着股票价格下跌，关系到公司的存亡。因此保险公司无论如何要最大限度地抑制医疗损失。

在非老人医疗保险市场，管理医疗也以低价格为卖点，与企业等大宗客户签订保险合同，优先网罗在企业就业的健康人群。这样，一方面出现通过企业获得廉价医疗保险的健康人群；另一方面则出现因为患病无法在企业就业而沦为无保险者的人群（除非自己能够购买超高价的个人加入保险)。

在美国，通过企业等雇主加入的医疗保险是由企业与保险公司单独谈判保险费和医疗费给付的。因此，心脏移植或肾脏移植患者康复后，即便希望回到原来的企业继续工作，被拒绝也是司空见惯的事。对中小企业来说，雇佣需长期使用免疫抑制剂等花费高额医疗费的员工，无疑会推高企业整体的医疗保险费。

所以，这些“大难不死”的人，命虽然保住了，工作却没有了。此后要么沦为无保险者，要么支付天价医疗费、耗费完所有积蓄后成为低收入者医疗保险患者（如果勉强工作获得收入，则将失去低收入者医疗保险资格；所以虽然有劳动能力，也只能无所事事，赋闲在家）。由此可见，美国无保险者人数持续上升，与管理医疗精于筛选患者亦不无关系。

针对健康人群和抱病人群设定不同的保险费，保险公司美其名曰调整风险，仿佛理由十足。对此，《新英格兰医学杂志》主编 J. P. 卡斯勒（Jerome P. Kassirer）、副主编 M. 安杰尔（Marcia Angell）一针见血地指出：这种筛选被保险者的行为，根本就不是所谓的调整风险，而是名副其实的规避风险（1998 年 12 月 24 日）。

04 管理医疗诉讼

烟草诉讼案

美国职业棒球大联盟的巴尔的摩金莺队（Baltimore Orioles）的老板 P. 安杰罗斯（Peter Angelos）不仅财大气粗，也以意气用事而闻名。他经常一掷千金买入有名的球员，球员的年薪在各球队中也高居榜首。尽管 D. 约翰逊（Davey Johnson）教练（该队黄金时期的二垒球员，退役后曾为日本巨人队的首位外援。长岛茂雄担任主教练时代）为获得地区之冠立下了汗马功劳，1997 年安杰罗斯仍迫使他辞职。巴尔的摩金莺队在随后的 1998 年、1999 年赛季陷入低迷，跌为东部地区第四名（一共 5 支球队）。

安杰罗斯的职业原本是律师，其财力在职业棒球大联盟老板中是首屈一指的。据说他购买球队的资金就来源于在石棉诉讼案中获得的巨额报酬。他还指挥了马里兰州对烟草公司的诉讼案，为该州赢得了 40 亿美元的巨额赔偿。按照美国的行情，律师费为赔偿金的 1/3 ~ 1/4。为此，他要求获得赔偿金总额的 1/4，即 10 亿美元作为报酬。遭到拒付后，这位律师为此又和昔日的主顾打上了官司。

20 世纪 90 年代前半期，美国各州政府以烟草损害健康、州政府为此支付了巨额医疗费为由，纷纷发起诉讼，向烟草公司索取天价赔偿。诉讼之初，人们都以为很难追究烟草公司的责任，但结果却大大出人意料，各州获得的赔偿金额总计高达2600亿美元。

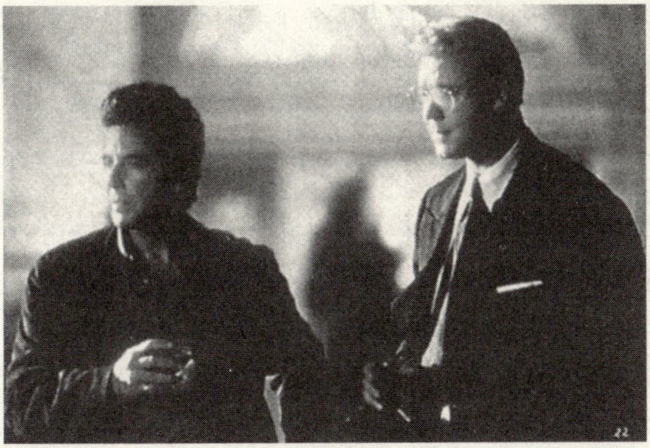

影片《告密者》

(© Buena Vista International，资料提供，东宝东和，日本)

原来，烟草公司经营者们在国会作证时，众口一词表示尼古丁不会导致中毒。不料烟草公司的内部文件却暴露出他们很早就知道尼古丁中毒的事实。其中的关键人物是密西西比州烟草诉讼案律师R. 斯克鲁格（Richard Scruggs）。他从烟草公司内部告密者手中获得了这份内部文件（2000年获奥斯卡金像奖提名的电影《告密者》Insider就是以烟草公司内部告密者为原型改编的，斯克鲁格的原型也是该片中的重要角色）。

管理医疗，下一个猎物？

烟草诉讼案尘埃落定后，律师们又开始寻找下一个猎物。谁会接替烟草公司成为下一个“社会公敌”呢？承蒙这些大牌律师青眼相加，被推上“社会公敌第一宝座”的正是管理医疗。

斯克鲁格将在烟草诉讼案中获得巨额报酬、拥有丰厚诉讼资金的律师们组织了起来。从1999年10月开始，他们以大型管理医疗保险公司为被告，相继发起了集体诉讼。在同一时期，对管理医疗下手的还有声名赫赫的D. 伯伊斯（David Boises）律师（到2000年2月，至少有20个集体起诉案）。伯伊斯曾代表美国司法部（U. S. Department of Justice）起诉微软公司（Microsoft），控告其违反垄断法。

对管理医疗的经营手法，斯克鲁格等提出的第一条指控是非透明性。他们指出，管理医疗保险公司一方面宣传提供优质医疗，吸引投保者；另一方面却奖励限制医疗服务的全科医生。对医疗服务利用审查拒绝率高的医生，保险公司则支付奖金。而这些信息并未向消费者公开，相当于保险公司实施了欺诈行为。

他们还指控，管理医疗保险公司强迫医生接受合同条件——不减少医疗服务则降低收入的做法，违反了反恐吓法。而该法本是针对黑手党等犯罪集团而制定的。现在，为追究管理医疗的违法性，他们竟将保险公司与黑手党相提并论了。法庭上如果出现内部告密者，曝光管理医疗的做法，陪审员们又会怎样反应呢？保险公司会不会重蹈烟草公司的覆辙？面对指控，大型管理医疗保险公司尽管表面上仍然态度强硬，表示将彻底应诉，内心却无不战战兢兢，如履薄冰。

2000 年 4 月，针对得克萨斯州提起的诉讼，美国最大管理医疗保险公司——安泰公司宣布，已与该州达成庭外和解，即引入第三方审查的申诉制度等，修正公司以前的运行方式。据说，安泰公司恭顺地与得克萨斯州率先达成和解，是期望能以诚意取得谅解，以应对不断发起的集体诉讼。

另一方面，也有分析认为，得克萨斯州检察长 J. 康宁（John Cornyn，共和党）之所以与安泰公司达成这样漏洞百出的和解协议，是为了帮助州长乔治 · 布什（George Bush，其时正在竞选总统）获得产业界的支持。而且诉讼是前任检察长（民主党）提起的，康宁作为共和党州检察长联合会（Republican Attorneys General Association）的头面人物，一直提倡限制对产业界的诉讼。

针对管理医疗不公开利用审查标准、擅自判断医疗服务必要性的做法，康涅狄格州检察长 R. 布鲁门塔（Richard Blumenthal）、纽约州检察长 E. 斯皮泽（Elliot Spitzer）等则表示，得克萨斯州与安泰公司达成的和解对他们并未造成影响，他们将继续追究管理医疗的违法性。

05 假循证医疗之名

改称循证医疗?

从1993年开始，每年12月第一周，管理医疗国际高峰会议（the International Summit of Managed Care）在佛罗里达州迈阿密市如期举行，旨在向全世界推广管理医疗模式。1999年，共有56个国家500多人出席会议。尽管在美国管理医疗受到广泛批评、厌恶，然而在其他国家，它却颇受医疗保险经营者们的青睐。他们对管理医疗提出的削减成本、提高医疗服务质量等宣传不乏期待。

另一方面，在美国，管理医疗保险市场已处于饱和状态，很难期待有更多的参保者加入，因而管理医疗保险公司正大力拓展海外业务。特别是在中南美洲，业务拓展已取得很大成果，例如安泰公司的参保者已达330万人（7个国家），信诺公司（CIGNA）达150万人（5个国家）。在亚洲的菲律宾、印度尼西亚、印度等国他们的业务也逐步扩大。

管理医疗在美国声名狼藉、深受厌恶的事实在世界各国也广为人知了。管理医疗的名称是否会招致患者反感？1999年，出席管理医疗国际高峰会议的新西兰医疗保险界大佬级人物D. 兰金（David Rankin）在接受《华尔街日报》（the Wall Street Joumal）采访时说："我们公司已不再使用管理医疗这个名称了，而将其改称为循证医疗（Evidence-Based Medicine）。”从2000年起，管理医疗国际高峰会议也改称为商业医疗保险国际高峰会议（the International Summit on the Private Health Care Sector）。

管理医疗保险公司提倡实行循证医疗，即强制医生遵守根据症状制定的诊疗指南，并宣扬它“不论何时、何地，任谁都可实践”。这样的论调似乎颇有蛊惑力，管理医疗的支持者们也不时拿来大肆宣扬。然而遵守诊疗指南并不等同于循证医疗，那是管理医疗保险公司对循证医疗的曲解，是借循证医疗之名行管理医疗之实的一种欺骗。

循证医疗本意是指根据患者的客观证据进行诊疗，即从个别患者的症状出发，寻找最符合患者适用的客观证据。这是一种由下而上的方法。而管理医疗则是一种由上而下的方法，它将诊疗指南硬往患者身上套。

循证医疗的倡导者D. L. 萨科（David L. Sackett）表示：“对由上而下强制执行的诊疗指南，医生们都很抗拒；而循证医疗的目的是让医生们自愿执行。”他明确指出循证医疗并不是强迫执行由上而下的诊疗指南（英国医学杂志，British Medical Journal，BMJ 312:71，1996）。

诊疗指南，危险重重

其他国家虽说为抑制医疗费而引入管理医疗经营手法，但也并不认为可完全照搬美国模式。例如，诊疗报酬支付处理、利用审查等，都需建立大规模计算机网络或进行相应的软件开发。这些基础设施建设需要大量资金，因而其他国家的保险公司即便想采用美国管理医疗的经营手法也大多有心无力。在美国管理医疗的经营手法中，最迅捷可行的就是强制实行诊疗指南这一项了。

在管理医疗中，咨询公司——美联－罗伯特森公司（Milliman & Robertson）制定的诊疗指南应用最广。其规定的标准住院天数为：乳腺癌手术1天，脑中风手术1天，肺炎2天，心肌梗塞2天，冠状动脉搭桥术4天。

这些标准究竟是按什么依据制定的？保险公司并不向患者、医生作任何解释，只单纯通知如无特殊情况，将拒付超过标准住院期间的医疗费用。患者如不想自费负担，就只能在保险公司规定的期限内出院了。

1999年12月，对美联－罗伯特森公司出版的儿科诊疗指南（定价1000美元），得克萨斯大学（the University of Texas）的两位教授提起诉讼，要求停止出版。两位教授并未同意署名，却被擅自列为共著者。他们对诊疗指南的内容也提出批评："它不仅不能作为儿科诊疗标准，而且极其危险。儿童糖尿病昏迷的标准住院天数为1天，细菌性脊髓内膜炎3天。如果强制执行这样的标准，患儿可能面临生命危险。"

作为管理医疗国际高峰会议的长期赞助商，美联－罗伯特森公司的目的不外是扩大诊疗指南的销路，将其推广到海外。

06 取消利用审查制度

利用审查与知情同意

知情同意书并不是为了逃避诉讼的书面文件。它是一个程序，是医疗者与患者共同确立治疗目标、制定治疗方案的一个过程。认可患者自主权（对自己的身体、生命，只有患者本人才能做出相关决定）也就等于认可知情同意原则。

现代医疗的根本原则——知情同意原则却遭到管理医疗的肆意践踏。管理医疗的杀手锏——利用审查制度，正是管理医疗与知情同意原则两不相容的典型。所谓利用审查，就是保险公司审查每项医疗服务是否必要的做法。保险公司宣称是为了防止不必要、不恰当的医疗，而真实目的则是抑制医疗成本。为逃避责任，保险公司辩称，决定是否支付保险并不影响医疗服务。然而现实的情况则是，究竟有多少患者能自己负担高额医疗费？利用审查实际上决定着医疗服务的内容。

而且，保险公司在利用审查时判断是否有医学必要性的依据也不透明。在实际运行中，保险公司也大多以咨询公司制定的诊疗指南，或以与企业签订的合同内容为利用审查的判断标准。

如果医生真正实践循证医疗，则需从了解掌握患者的症状开始，收集、研究各种证据，与患者充分交流，然后制定诊疗方案。保险公司的利用审查程序则与循症医疗正好相反。它不是从每个患者的特殊病情出发，由下而上进行判断；而是由上而下，判断治疗方案是否符合预先制定的诊疗指南。

对临床医生来说，正是由于患者病情的多样性、医疗本身的不确定性，才更有必要实行循证医疗。而管理医疗的利用审查则是患者出现 A 症状，就进行 B 的治疗，将医疗决策自动化、机械化了。对医生经过诊断、查阅文献、与患者交流等过程而制定的治疗方案，保险公司利用审查人员却可以完全不看患者、不与患者交流，仅电话通知没有医学必要，不支付保险，就全盘否定医生与患者达成的知情同意。

有人称赞管理医疗为“医疗革命”；但管理医疗却完全违背现代医疗的根本原则——知情同意原则。从这个意义上来说，管理医疗是否更应是“不合时宜”呢？

不过是亡羊补牢

对利用审查制度，患者和医生当然怨声载道了。1999 年 11 月，美国第二大管理医疗保险公司——联邦医疗保险公司（United Healthcare）改弦易辙，宣布取消利用审查制度，停止对医疗服务必要性的事前审查。

利用审查制度可以说是管理医疗的核心，是保险公司强化自己作用的象征。现在保险公司自己也否定其有效性了。联邦医疗保险公司决定取消的理由包括：①该制度运营成本高，甚至超过其削减的“不必要”医疗服务的成本；②招致医生和患者反感。

正式决定前，该公司曾在田纳西州进行试验。它取消医疗服务事前许可制，将节约的运营成本用于患者教育，结果医疗成本降低了9%，住院天数也缩短了。因此，它最终决定停止实行利用审查制度，改为长期跟踪每个医生的诊疗报酬申请档案，对表现“突出”的医生进行审查等。

联邦医疗保险公司决定取消利用审查制度的做法，不仅美国医学会、消费者团体表示欢迎，甚至克林顿总统也专门发表评论予以肯定。从管理医疗界的现实来看，该公司的决定也许颇具革命性。然而实际上，这也不过等于认同利用审查毫无意义，而取消利用审查制度也不过是亡羊补牢之举罢了。长期以来，对管理医疗的此种弊病，舆论一直不乏谴责之声。

1994 年，美国内科学会（American College of Physicians）就正式表示：“完全没有证据显示利用审查制度，即对每项医疗服务的必要性进行事前审查，能够提高医疗服务质量或节约医疗成本。事后审查医生的诊疗档案应该更为有效。”（Annals of Internal Medicine 120:423，1994）

该公司取消利用审查制度也是为了改善与医生的关系。普林斯顿大学（Princeton University）医疗经济学者 U. E. 瑞因哈德（Uwe E. Reinhardt）评论说：“事无巨细，一一干涉管理，不仅会招致反感，还会严重打击积极性。在非医疗领域，这简直就是普通常识；而管理医疗却花了 10 年的时间来领悟这样一个简单的道理。”

07 妇产科医疗处境艰难

遭遇打压价格、患者减少

20 世纪 90 年代以后，美国医疗所处的经济环境发生急剧变化。美国妇产科医疗所处环境又如何？又发生了何种变化？

在美国，妇女的分娩费用由医疗保险公司负担。尤其是低收入者医疗保险，对孕产妇非常慷慨，负担了美国 40% 的分娩费用。在管理医疗时代，各医院都在财政紧缩下苦苦挣扎；而围产期医疗，无论是商业保险，还是公立保险都予以给付，因而“财源稳定”，无淘汰之虞。然而，对商业保险公司来说，这又是一笔巨额费用。美国每年分娩人次为 400 万次以上，如何控制分娩费用支出成为管理医疗的关键课题之一。

在 20 世纪 80 年代，医疗保险的主要支付方式为医生直接从患者收取诊疗费，然后由患者自己负责向保险公司报销。90 年代后，管理医疗成为主流，患者以每月缴纳保险费的形式提前支付医疗费。门诊时，患者只需向医生支付自费部分如 5 ~ 10 美元；向保险公司请求保险给付等繁杂手续则由医生负责。

1997 年 11 月，《华盛顿邮报》（Washingtong Post）报道

了管理医疗保险公司如何打压医疗服务价格，妇产科医生处境艰难的情况。例如，在患者直接支付方式下，子宫肌瘤摘除手术费为 3700 美元；而管理医疗保险的安泰公司的保险支付额是 890 美元。妇产科医生简直难以置信，向安泰公司确认时，得到的答复是完全没错。医生错愕不已，还未回过神来时，又一份通知来了，“从明年开始，子宫肌瘤摘除手术费减为 747 美元”。很多保险公司还将 B 超检查委托给指定的检查机构，医生们即便亲自给患者做了 B 超，保险公司也拒付检查费。有些保险公司虽然同意向医生支付 B 超检查费，但也将支付额由以前的 400 美元降到 110 美元。管理医疗保险公司通过迫使医生、医院对提供的医疗服务大幅度打折，从而以低价格招徕投保者。非管理医疗保险公司为了求生存，也不得不降低其保险商品价格。对保险公司来说，要生存下去，最好的捷径莫过于迫使医生、医院大幅度打折了。对医生们来说，各路保险公司的打折压力无异于四面楚歌，他们的境况愈加艰难。

在管理医疗模式下，患者从保险公司提供的医生名单中选择全科医生（通常为内科医生或家庭医生）。全科医生实际上相当于保险公司的监督代理人，限制患者就医。女性患者看妇产科也需征得全科医生的同意。对患者来说，专科就医无疑多了一道障碍；而对全科医生来说，同意患者接受专科治疗，就意味着人头定额（Capitation）中自己的份额减少。因而在管理医疗的全科医制度下，妇产科患者越来越少。管理医疗模式下，妇产科诊疗费本已因打折而大幅降低。对妇产科界来说，妇产科患者的减少无疑更是雪上加霜。为增加患者，妇产科医生们开展运动，要求法律保障妇女直接就诊妇产科的权利。1999 年 7 月，加利福尼亚州、纽约州等 19 个州通过了相关法律。

产后 24 小时出院

20 世纪 90 年代以后，随着管理医疗的普及，产后 24 小时母婴出院亦成惯例。不少保险公司以自然分娩 24 小时后无住院必要为由，拒绝负担其后的费用。于是产妇们纵有不安也只好出院了。1984 年产妇自然分娩的平均住院天数为 2.6 天，而 1994 年，10 年后，则下降到 1.6 天。生完孩子就匆匆出院，与摇下车窗直接买快餐何异?

很明显，保险公司这种做法是为了削减成本。美国每年大约有 400 万人次分娩，1 天的住院费用为700~1100美元，分娩后 1 天内出院，1 年可节约 28~44 亿美元。

保险公司强调产后 24 小时出院基本没有出现医疗问题，是安全的；而舆论则纷纷谴责保险公司根本不在乎母婴安全，目的不过是削减成本、唯利是图罢了。对产后 24 小时出院的危害，媒体经常报道的是新生儿黄疸病例的增加。1995 年 5 月，在圣迭戈市举行的美国儿科学会（American Academy of Pediatrics，AAP）会议上，加州大学旧金山分校（University of California，San Francisco，UCSF）的 A. 索拉（Augusto Sola）报告，调查发现旧金山地区 23 家医院在 1972 - 1991 年的 20 年间只出现过 1 例新生儿黄疸；而在 1992 - 1994 年的 3 年间，却出现 5 例新生儿黄疸，其中 1 例死亡，4 例造成永久性脑瘫。会议上不少医生也争相报告

“我们地区新生儿黄疸病例也激增”。而新生儿或产妇因各种感染而死亡的病例，媒体也不时报道。保险公司是罪魁，产后24小时出院毫无道理的看法也成公论。

产后24小时出院的危害被媒体愈炒愈烈。1995年5月，美国妇产科学会（American Congress of Obstetricians and Gynecologists，ACOG）指出，自然分娩需48小时、剖腹产至少需96小时才能出院；并建议立即停止产后24小时出院的做法；同时要求保险公司出示科学证据证明分娩后24小时出院是安全的。1995年6月，美国医学会年会也通过决议，指出“分娩后母婴何时出院，不应由经济因素，而应由主治医生从医学的角度判断”。美国儿科学会也建议，“分娩后24小时出院时，新生儿需在48小时内接受儿科检查”（注意：妇产科、儿科学会的提案难逃谋私利之嫌）。

产后24小时出院是否真的很危险？科学上尚无定论。然而在媒体反对产后24小时出院的声浪下，政治家们也为1996年选举找到了政策目标，即限制产后24小时出院。1995年，新泽西州、马里兰州、北卡罗来纳州、马萨诸塞州等4州率先立法限制产后24小时出院，规定自然分娩后48小时内的住院费用由医疗保险公司负担。到1996年5月，16个州已经制定类似法律。限制产后24小时出院亦成为联邦政府的政策课题，克林顿总统也积极推进相关立法。1996年9月，在民主、共和两党的一致赞同下，国会通过了新生儿及母亲健康保护法（the Newborns' and Mothers' Health Protection Act of 1996）。在媒体轰轰烈烈的批判下，社会舆论也一致认为必须限制保险公司只考虑成本的做法，社会必须保护弱势的母婴。

虽然限制过早出院的法律实施了，但产后 24 小时出院的情况并未改观。医院以“早点儿出院，提供免费家庭医疗”等说辞劝诱产妇主动出院。加州大学旧金山分校的索拉指出，如果为防止 1 例脑瘫而延长所有产后住院时间，则成本将达 4000 万美元；从成本、效益考虑，也不能一味指责产后 24 小时出院的做法毫无道理。很多学者也一致认为，产后 24 小时出院，只要护士严格进行家庭随访指导，一般不会出现大问题。

尽管媒体不断渲染产后 24 小时出院的危害，但也并没有确切的研究结果证明自然分娩后 24 小时出院有损母婴健康。1997 年 7 月，《美国医学会杂志》同时刊登了两篇观点截然相反的论文，一篇来自华盛顿州的论文指出，“过早出院，新生儿再住院率从 10% 上升到 30%”①；而来自威斯康星州的论文却表示“再住院率没有差别”②。

助产士接生更安全？

管理医疗模式下，妇产科医生收入下降，处境艰难，因而对助产士等非常警觉，担心他们抢走了自己的市场（对助

① Liu LL, Clemens CJ, Shay DK et al: The safety of newborn early discharge; The Washington State experience. JAMA 287: 293 - 298, 1997.

② Edmonson MB., Stoddard JJ, Owens LM: Hospital readmission with feeding-related problems after early postpartum discharge of normal newborns. JAMA 278: 299 - 303, 1997.

产士、高级护师等非医生职业种类的人数、权限①②的扩大充满危机感）。在美国，1975 年助产士接生比例低于 1%，1994 年上升到 4.4%，1996 年为 6.5%。20 世纪 90 年代以后，助产士接生比例的急剧上升导致妇产科医生的疑惧加深，认为“管理医疗下，助产士成为保险公司削减成本的武器”。实际上，对保险公司来说，助产士接生的费用确实比妇产科医生便宜，所以助产士接生比例上升更是他们求之不得的好事。

因此，一旦有论文发表数据表示助产士接生更安全，妇产科医生们总是起而驳之。1998 年 5 月，美国卫生统计中心（National Center for Health Statistics，NCHS）发表的统计数据显示，助产士接生的婴儿死亡率 1 年内比妇产科接生的低 19%，28 天内更低 33%③。该中心 M. F. 马克多曼（Marian F. MacDorman）研究员解释，助产士与孕产妇相处的时间更多，而且助产士接生的产妇剖腹产的比例较低，所以出现助产士接生更安全的调查结果。对此，马萨诸塞综合医院母婴医疗部部长 M. F. 格林（Michael Furman Greene）医生则予以反驳，表示助产士接生的孕妇身体条件本来较好。实际

---

① Cooper RA, Laud P, Dietrich CL: Current and projected workforce of nonphysicians clinicians. JAMA 280: 788 - 794, 1997.

② Cooper RA, Henderson T, Dietrich CL: Roles of nonphysician clinicians as autonomous providers of patient care. JAMA 280: 795 - 802, 1997.

③ MacDorman MF, Singh GK: Midwifery care, social and medical risk factors, and birth outcomes in the USA. J Epidemiol Community Health 52: 310 - 317, 1998.

上，助产士接生的孕妇大多经济条件差（黑人、20岁以下、未婚母亲等），格林医生的解释也未必言中。1997年4月，华盛顿大学（the University of Washington，WA）的研究报告显示：同样是剖腹产风险低的孕妇，由妇产科医生负责孕检的剖腹产比例为14%，而助产士的仅为9%①（剖腹产手术由妇产科医生施行，手术越多，收入也越多）。20世纪20年代以后，在美国，分娩开始逐渐由家里转移到医院。当时也有不少研究结果指出："妇产科医生接生，剖腹产手术增多，风险增大。"②

争夺孕产妇患者

在管理医疗不断打压价格、保险给付政策越来越严厉的形势下，为维持收入稳定，妇产科医院也不得不积极争取患者。在20世纪80年代，公立的低收入者医疗保险给付价格明显偏低时，很多妇产科医生表示，"给低收入者医疗保险的穷妈妈接生，没门儿！"其后，低收入者医疗保险对孕产妇的保险给付越来越宽松，负担的分娩人次占全国的40%。而且，在商业医疗保险公司不断加大的折扣压力下，公立保险与商业保险的给付已不存在价格差距。因而90年代后，

---

① Rosenblatt RA, Dobie SA, Hart LG et al: Interspecialty differences in the obstetric care of low-risk women. Am J Public Health 87: 344-351, 1997.

② Germano E, Bernstein J: Home birth and short-stay delivery; Lessons in health care financing for providers of health care for women. J Nurse Midwifery 42: 489, 1997.

妇产科医生、医院已不敢再轻言不接受低收入者医疗保险患者。为了求生存，他们转而开始积极争取各种保险的孕产妇患者。

1994年，马萨诸塞综合医院为了增强妇产科实力，从老对手布莱根妇女医院挖走了大量妇产科人才。然而，挖角儿的人并不知道，两医院高层为应对严峻的经营形势，正在秘密进行合并谈判。1994年末两医院正式宣布合并。

1995年，产后24小时出院成为社会热点问题时，纽约州立大学（the state University of New York）石溪医院（the Stony Brook University Medical Center）、乔治华盛顿大学附属医院（the George Washington University Hospital）皆顺应时势，及时推出产后翌日住院免费的服务，以期获得更多患者。

20世纪80年代，低收入者医疗保险患者因给付低遭到普通医院嫌弃，一般由社会保障性医院（如公立医院、慈善医院等）接收。90年代后，因为低收入者医疗保险孕产妇流向普通医院，社会保障性医院的经营状况恶化。为稳定收入，吸引孕产妇患者，这些医院也开始大兴土木，改建妇产科病房。1997年《纽约时报》（the New York Times）报道，纽约市的贝尔维尤医院（Bellevue Hospital Center，NY）投资72万美元，将妇产科病房改建得如同高级宾馆。改变以往残败破旧的穷酸相，以期赢得患者青睐、争取患者，这也是处境艰难的妇产科医生、医院的无奈之举吧。

附记：

本节内容据《助产妇杂志》（医学书院发行，日本）1998年8月刊载的《市场机制下，美国妇产科医疗风雨飘摇》一文修订而成。

医疗逸闻

乔治·布什总统的恩人

2000 年，在美国总统大选中，前得克萨斯州州长、共和党候选人乔治·布什当选为新的总统。他也是美国职业棒球大联盟得克萨斯漫游者队（Texas Rangers）的前老板。正是这支球队为他的政治家之路立下了汗马功劳。作为球队老板，他不仅知名度大为上升，他还从该队的买卖差价中获得了巨额利润，从而拥有了雄厚的政治资金。

购买漫游者队时布什得到了他的恩人——R. 雷因瓦特（Richard Rainwater）的资助。雷因瓦特还曾资助过 R. 斯科特（Richard Scott），一位医疗界风云人物，哥伦比亚 HCA 公司（Columbia/HCA）创始人之一。在得克萨斯州厄尔巴索市，斯科特本来拥有 2 家医院。其后他利用雷因瓦特的资助，收买了在该市的竞争医院并将其关闭，从而使自己的医院重新赢利。然后他又用几乎同样的手法，不断收购其他医院，最后构筑起巨型营利性连锁医院——哥伦比亚 HCA 公司。最终，斯科特因涉嫌诊疗报酬欺诈而被迫辞职。另外，在美国最大的连锁精神病院——查特行为健康集团（Charter Behavioral Health Systems）的倒闭案中，雷因瓦特也攫取了巨额利润。他实在是“慧眼”独具啊！

第四章

药品市场几家愁

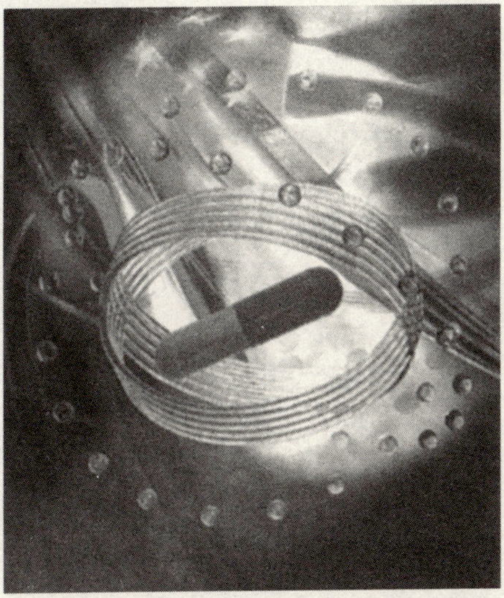

01 抑制药费成本

药费支出激增

20 世纪 90 年代以后，管理医疗的盛行给美国医疗带来巨大影响。据估计，高达 85% 的工薪阶层加入管理医疗保险。在美国，保险费由雇主负担。面对不断膨胀的医疗费（美国医疗费支出已占国民生产总值的 14%），雇主们当然更愿意选择保险费低廉的管理医疗了。而保险公司也以“低价格”为武器，极力争取企业等大宗客户。保险公司是怎样达到降低保险费的目的的呢？首先，他们通过不断的合并、兼并，扩大在医疗保险市场的占有率；然后，通过价格谈判优势，迫使医疗服务供给方（医生、医院）提供大幅度折扣优惠。当然，面对保险公司的折扣压力，医疗服务供给方也不甘示弱，医院间合并、兼并的步伐加快，开业医生之间的合作也不断增强。

尽管管理医疗盛极一时，药费支出却仍然急剧增大。据估计，1998 年美国药费支出高达 1000 亿美元，年增长率 13% ~15%，1999 年增长率更为 16% ~18%。其原因包括：①新药价格昂贵；②人口老龄化，药品需求增大；③制药企业加大广告宣传攻势等。从 1998 年开始，不少医疗保险公司开始出现亏损，主要原因就是不断上升的药费支出加大了经营成本。鉴于医疗服务供给方的降价已到极限，抑制药费支出就成为保险公司的新课题。

迫使制药企业降价、提供回扣

对保险公司来说，扩大市场占有率仍是迫使制药企业降价的重要砝码。1998 年《华尔街日报》上医疗保险公司的合并、兼并消息不断，其中包括安泰公司收购老牌企业保诚公司（Prudential）的医疗保险部门的新闻。不过，事实上保险公司间的重组已达到一定程度，很难再有大规模的合并。面对支付方强劲的降价攻势，制药企业也打出疾患管理（Disease Management）的旗帜相对抗，指出“只有恰当使用药物，才能降低住院、急救、并发症等的发生率，从而减少医疗服务量，从总体上抑制医疗费”，并提出数据予以佐证；同时指出仅仅削减药费的做法只治标不治本，是错误的。

另一方面，保险公司还从制药企业获得回扣，改善药品收支状况。1998 年，加利福尼亚州第三大管理医疗保险公司——医疗网络公司（Health Net，被保险者 230 万人）与百时 - 美施贵宝制药公司（Bristol-Myers Squibb，BMS）签订的回扣协议曝光。该制药公司的 5 大主力药品抗高血脂药普伐他汀（Pravachol，通用名普伐他汀钠 Pravastatin sodium）、抗高血压药蒙诺（Monopril，通用名福辛普利钠 Fosinopril sodium）和阿巴普罗（Avapro，通用名伊贝沙坦 Irbesartan）、抗生素施复捷（Cefzil，通用名头孢丙烯 Cefprozil）及抗凝血药波立维（Plavix，通用名硫酸氯吡格雷 Clopidogrel sulfate），作为首选药品刊载于保险公司的适用药品目录；作为回报，保险公司每月从制药公司得到 100 万美元回扣。

医疗网络公司辩称，从制药公司得到的回扣可以改善公司财务状况，从而避免上调保险费，最终还是有益于被保险者的。但是这种说法却遭到消费者、医疗服务供给方强烈反对。尤其是与医疗网络公司签有医疗服务合同、实行人头定额支付制度的医生们，更是反应激烈：保险公司获得回扣，受益了；医生们却不得不从人头定额中扣除高价药费。加利福尼亚州政界也迅速作出反应。迫于议会压力，州企业局（California Department of Industrial Relations）决定介入调查。在社会各界的巨大压力下，3 周后，两公司宣布取消回扣协议。

限制保险适用药品

管理医疗保险公司在适用药品目录中减少价格昂贵的专利药，增加非专利药①，已是非常普遍的做法。1998 年 4 月，马萨诸塞州第二大管理医疗保险公司——塔夫茨公司（Tufts）首先删除了 23 种专利药。11 月，又删除 21 种，包括抗胃溃疡药泰胃美（Tagamet，通用名西米替丁 Cimetidine）、善胃得（Zantac，通用名盐酸雷尼替丁 Ranitidine hydrochloride）等。对正在使用已删除专利药的患者，该公司通知，从 1999 年 1 月开始，除非医生证明确有必要，否

① 指超过新药专利保护期后的药品，可由其他厂家生产。价格相对便宜，成分与原专利药相同。

则一律使用代替的非专利药。

对高价药品，保险公司一般采取各种方法限制使用。新药价格昂贵，尤其是针对慢性疾病、可能长期使用的新药，其成本更可能成为天文数字，所以支付方更是警惕，限制措施也更严。例如，1998 年 12 月 COX-Ⅱ抑制剂西乐葆（Celebrex，通用名塞来考昔 Celecoxib）获得美国食品药品管理局（U. S. Food and Drug Administration，FDA）许可。作为非类固醇类抗炎药（non-steroidal anti-inflammatory drug，NSAID），可治疗类风湿性关节炎、变形性骨关节病等疾病，优点是对胃溃疡等副作用小。然而其价格却是阿司匹林的 1000 倍。如果仅因其副作用小而用作首选药，以患者 200 万人、1 天服用 2 粒、1 粒 2 美元计算，则 1 年的花费将近 30 亿美元。为此，不少保险公司规定，除非患者患有消化道出血危险，否则一律不得使用。而加利福尼亚州最大的管理医疗保险公司——凯萨公司（Kaiser Permanente）则表示，不拟将其加入适用药品目录。其说辞是：与其他非甾体类消炎药相比，并没有证据显示西乐葆效果更好；副作用发生率虽然很低，但也包括胃溃疡及消化道出血危险。保险公司本意是嫌该药太贵了，但却难以理直气壮地说出来，所以只好舞起“医学数据”的盾牌。

1998 年 6 月，对伟哥（Viagra，通用名昔多芬 Sildenafil）——勃起障碍治疗药，凯萨公司却摘下面具，直接以成本太高为由决定不适用保险。而其他保险公司的做法则多是进行量的限制，如设定每月处方上限粒数。凯萨公司明确表示，即便按每月 10 粒的处方上限计算，单伟哥 1 年的花费成本也高达1亿美元（1998年该公司赤字4亿美元），远远高于HIV感染者等使用的抗病毒药物成本5700万美元。如果要对“没有生命危险疾病”支付巨额药费，则只有上调保险费；然而对其他被保险者来说，这却是不公平的。所以为防止成本上升，则只有将伟哥排除在保险适用药品之外了。

对保险公司来说，即便真正原因是成本过高，一般也会以“没有医学必要性、尚处于临床试验阶段、安全性有问题”等为借口。而这次凯萨公司却打破这个禁忌，因而备受争议。1998年2月，加利福尼亚州企业局表示，对治疗必需的处方药，以成本过高为由而拒绝适用保险的做法违反了州法，因而命令该公司取消其决定。

02 处方药广告方炽

多尔夫妇与伟哥

R. J. 鲍勃·多尔（Robert Joseph“Bob”Dole）曾长期负责共和党参议院事务。1996 年，他作为共和党总统候选人，与比尔·克林顿竞选。败北后，他退出政界。1998 年他出任美国特使，参与科索沃和平谈判，仍然显示出不可小觑的政治影响力。实际上，在 1983 年的疾患种类定额支付制度采用上，时任参议院社会保障委员会委员长的他就发挥了关键性作用。

作为保守派大佬级人物，多尔平素总是表情严峻。然而他也不时露出滑稽的一面，令人捧腹。在克林顿宣誓就职的当天，多尔也在一场别的聚会上演讲。只见他走上演讲台，一本正经地说道：“我，鲍勃·多尔，在此庄严……”停顿。接着，“啊，拿错稿子了”，顿时博得满堂喝彩。

从政界引退后不久，他还出演过一个信用卡公司的商业广告。剧情如下：鲍勃·多尔从政界引退后荣归故里，受到故乡小镇居民夹道欢迎。大丈夫一世，荣耀不过乃尔。其后，意气扬扬的他进入一家餐馆休息，又巧遇旧知的老板娘，真是久别重逢欢言多！哪知，用餐完毕，多尔拿出支票簿准备结帐时，老板娘却一改刚才的欢颜，顿时严肃起来：

“请出示身份证！” 多尔一下慌了神，在全身上下东掏掏、西摸摸，翻遍了所有口袋（信用卡不需要身份证）。他慌慌张张的神态，毫不逊于专业演员的演绎。广告片播出后，观众无不会心莞尔。

这样的多尔也有口风不紧的时候。1998 年 5 月，妻子伊丽萨白（Mary Elizabeth Hanford “Liddy” Dole）就因此而陷入记者的围追堵截中。在 CNN 王牌访谈节目——《拉里·金现场秀》（Larry King Live show）中，多尔坦率地说起自己患前列腺癌，手术后出现勃起障碍，参加了伟哥的临床药物试验，效果真棒等。

第二天，作为美国红十字会（the American Red Cross）总裁，伊丽萨白去纽约参加国际红十字会的一个活动。所到之处，记者们无不紧紧追问：“伟哥效果到底如何？”虽然伊丽萨白一概回避，然而最后她也无处可逃了。在纽约市政厅，国际红十字会举行关于国际救援活动的正式新闻发布会。一位记者向她问道：“我本来想请问格利亚尼市长，关于总统候选人应具备的素质的。但是现在，我想代表美国民众，问您一个大家最关心的问题。您丈夫参加了伟哥的临床药物试验。关于伟哥，您对美国民众有什么建议？”伊丽萨白先是斜睨了在一旁苦笑的 R. 格利亚尼（Rudy Giuliani）市长，然后满面笑容、斩钉截铁地回答道：“我丈夫的确参加了临床试验，效果很好。这个回答你们满意吗？”全场顿时掌声一片！

1998 年 12 月，伟哥生产厂家辉瑞公司（Pfizer）宣布将邀请多尔出演伟哥的宣传广告，这着实让美国民众又吃了一惊。1998年3月，伟哥获得销售许可上市后，媒体大肆炒作，给人的印象好像它与春药相差无几。为树立伟哥作为治疗药的正面形象，这次，辉瑞公司特邀请多尔出演，宣传“勃起障碍是疾病，是可以治疗的”，普及关于勃起障碍的知识。

在此之前，辉瑞公司已做过一个关于伟哥的广告，名为《共舞》（The Dance），画面非常简洁：在一对银发夫妇优雅、幸福的舞姿中，画面右下角仅现出伟哥名称，然后是2行小字：一行为成分名称，另一行为广告语，“让我们共舞吧”。该广告完全没有出现勃起障碍、阳痿等词汇。

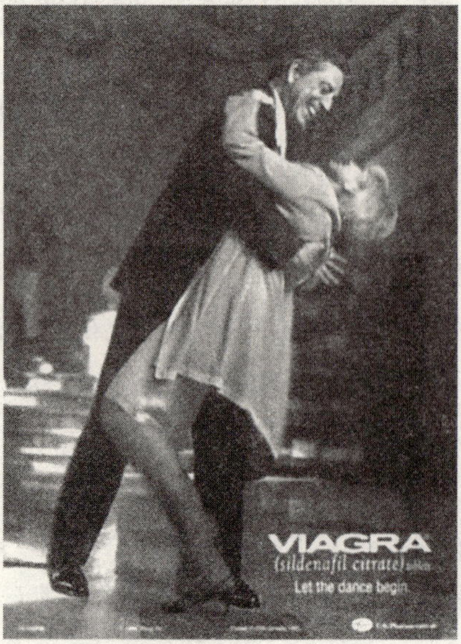

《共舞》（The Dance）

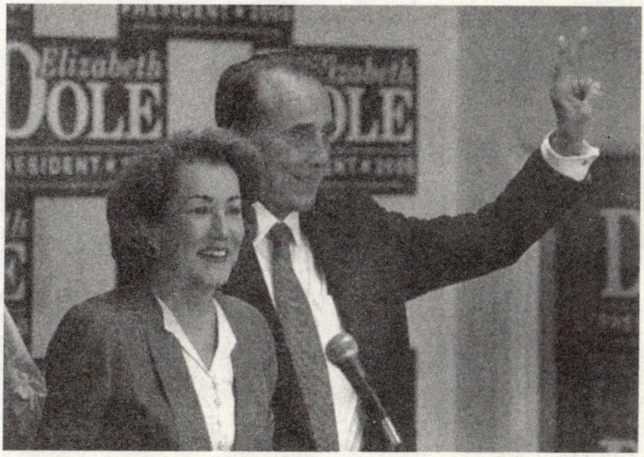

伊丽萨白与丈夫多尔

（参加总统竞选时，AP/WWP）

在多尔出演的辉瑞公司广告中，也完全没有出现“伟哥”字样，勃起障碍也只出现一次，其他都用略语 ED 表示，尽量避免使用露骨的语言。广告中，多尔用诚恳的语气讲述自己作为前列腺癌患者的体验，说明引起 ED 的各种原因、关于 ED 的治疗法等，鼓励患者们去就医。广告结束语是“了解 ED（Get EDucated about ED）”。不过，也有好事之徒开玩笑说 ED 不是指勃起障碍，而是暗指多尔的妻子伊丽萨白，因为她的名、姓首写字母也是 ED。

伊丽萨白曾两次出任政府高官，是共和党鼎鼎有名的女性政治家。2000 年曾参与总统竞选，但中途退出了。如果她当上美国总统，作为美国历史上首位第一丈夫，多尔又将怎样起舞白宫呢？

名人纷纷上阵

20 世纪 90 年代后期，在美国，瞄准消费者的处方药广告大增。制药企业希望消费者向医生直接诉求，“请开这种药吧”，以此扩大处方药销售。1997 年 8 月，FDA 放宽了处方药在广播、电视上的广告限制后，处方药广告费激增。1996 年处方药广告费仅为 5.95 亿美元，1997 年则上升到 8.43 亿美元，1998 年估计将达到 13 亿美元，3 年间处方药广告费增加 1 倍多。

在处方药广告中，经常有名人以患者或患者家属身份出现。例如，1998 年当选橄榄球超级碗赛（Super Bowl）中最有价值球员的丹佛野马队（Denver Broncos）后卫 T. 戴维斯（Terrell Davis）就曾出演诺华公司（Novartis）的药品广告，宣传鼻腔喷雾型的抗偏头痛药——双氢麦角胺（Migranal，通用名双氢麦角胺甲磺酸盐 Dihydroergotamine mesylate spray）。据说他本人也是偏头痛患者，在比赛中发作时，就使用这种药物。

而竞争对手葛兰素 - 威康公司（Glaxo Wellcome）的偏头痛药——伊米特克斯（Imitrex，通用名舒马曲坦 Sumatriptan）的广告则请来了有名电视节目《飞越比佛利》（Beverly Hills，90210）的女主角——J. E. 加斯（Jennifer Eve Garth），同样出演患有偏头痛的患者，来与之对抗。

先灵 - 葆雅公司（Schering-Plough）的抗过敏药物——克敏能（Claritin，通用名氯雷他定 Loratadine）的电视广告则请了美国广播公司（the American Broadcasting Company，ABC）

《早安，美国》（Good Morning America）节目的原主持人J.朗登（Joan Lunden），她作证说该药大大缓解了她的症状。1998年该药的销售额比上年增长35%，达到23亿美元。

也不乏名人以患者家属身份出演广告。例如，诺华公司在抗老年痴呆症药物——艾斯能（Exelon，通用名酒石酸卡巴拉汀 Rivastigmine）的广告中，就邀请了前总统里根的女儿M. 里根（Maureen Reagan）出演。其时里根正患老年痴呆症。

也有的名人与广告药品所治疗的疾病无关。例如，在默克公司（Merck）的抗高血压药——普利尼维（Prinivil，通用名赖诺普利 Lisinopril）的广告里，出演的是C. E. 利普肯（Calvin E. Ripken Jr）。作为巴尔的摩金莺队球员，他打破了H. L. 格瑞戈（Henry Louis "Lou" Gehrig）创下的连续出场纪录。他本人并没有患高血压、服用该药物。对此，默克公司的解释是："利普肯是勤劳、奋进劳动者的象征。我们希望传递这样一种信息，即坚持服用普利尼维，控制高血压，就能永葆健康，勤奋地工作。"

处方药广告大战愈演愈烈，FDA也一直没有放松警惕的目光。FDA对药品广告并没有事前审查权力。对"不恰当"广告，它只能事后批评、限制。例如，在抗过敏药物广告大战中，先灵－葆雅公司的克敏能、赫斯特公司（Hoechst Marion Roussel）的过敏能（Allegra，通用名非索非那定 Fexofenadine）、辉瑞公司的仙特敏（Zyrtec，通用名西替利嗪 Cetirizine）等，无不宣称自己的药效优于对方，结果均遭到FDA批评。

有些夸大疗效的处方药广告也遭到批评。例如，默克公司的生发产品——保发治（Propecia，通用名那甾胺 Finasteride）的广告：一位头发稀疏的男子，对着镜子蹙眉不安，广告语是“不用再担心脱发了”。对此，FDA 指责道，药物即便能延缓脱发，也没有防止脱发的功效；广告上防止脱发的宣传是误导。

还有抗高血脂药普伐他汀的广告，宣传有预防心脏病发作的功效，并配一幅女性照片。FDA 批评：“在预防心脏病发作的临床研究数据中，并没有关于女性的数据。这是夸大药品功效的宣传。”

以消费者为营销对象加大处方药的宣传，制药企业的说辞是让患者认识疾病，了解治疗的最新知识；而且，请名人做宣传，能提高患者的就医意愿，可让更多患者受益。

03 人头定额支付方式

转嫁药费成本风险

20 世纪 90 年代后期，处方药广告方兴未艾。面对患者开高价新药的处方要求，医生们更是有苦难言。

在美国，医疗和药品是分开的，医生不能靠药品差价来增加自己的收入。无论药品价格如何，医生的处方费都是固定的。以前，患者要求开新药时，医生一般都有求必应。医生无所谓得失，服务还可能获得好评，患者满意，结果皆大欢喜。然而在管理医疗盛行的时代，医生很难再当“老好人”了。

在管理医疗模式下，有一种称为人头定额支付制度的诊疗报酬支付方式，即保险公司规定患者的定额（医疗费），并按患者人数将金额预先支付给医生或医院；患者医疗费由医生等医疗服务供给方负担。从保险公司获得的金额与患者医疗费之差为医疗服务供给方的利润。如果患者医疗费超过预算，赤字则由医疗服务供给方承担。对保险公司来说，赤字风险转嫁给了医疗服务供给方，自己就不用担心超过预算、产生赤字了；而且也不用通过利用审查等对医疗服务内容进行详细管理，也节省了相应的劳务和成本，真是一举两得。

1998 年，在老人医疗保险 + 管理医疗保险公司模式下，管理医疗保险公司相继出现赤字，纷纷从老人医疗保险市场退出，结果对美国医疗造成不小震荡。据说当时在该模式下赢利的太平洋健康保险公司（PacifiCare）等，都是采取人头定额支付制度的。

人头定额支付制度，乍看起来运作方式似乎简单，其实也分很多种，相当复杂。

全程人头定额支付方式（Global Capitation）是指由全科医生负担患者所有医疗费风险的一种制度，包括基本医疗费、专科医疗费以及住院费等。而基本医疗人头定额支付方式（Primary Care Capitation），则仅以基本医疗为对象，全科医生不用负担患者住院费用。

还有一种新出现的专科医疗人头定额支付方式（Contact Capitation），以专科医疗为对象。在老人医疗保险 + 管理医疗保险公司模式下，全科医生可以说是保险公司的监督代理人。患者不能随意越过全科医生，直接去专科医生处就诊，花费高昂的专科医疗费。患者只有凭全科医生的介绍，才能就诊专科医生。但是，在专科医疗人头定额支付方式下，从患者就诊专科医生开始，在一定期限内（如 6 个月）专科医生可直接从保险公司得到人头定额。这是为抑制专科医疗费用而出现的一种新的诊疗报酬支付方式，专科医疗也是有“期限”的。

在美国，20 世纪 80 年代后，医疗费整体上升势头虽然得到抑制，但药费支出却仍然不断上涨，年增长率甚至高达 16% ~18%。为抑制药费支出上涨，不少医疗保险公司相继采用人头定额支付制度从而将药费负担风险转嫁给医疗服务供给方。对医疗服务供给方来说，包含药费的人头定额支付制度，虽然对自己明显不利，但为了维持与保险公司的合同（否则就会失去保险公司的大量患者），也只有被迫接受药费赤字了。

不论是何种类型的人头定额支付方式，只要包含药费，面对患者开高价新药的请求，医生们恐怕都很难有求必应吧？对医生来说，要么满足患者要求、自掏腰包填补漏洞；要么拒绝、得罪患者，真可谓进退维谷。不愿按患者要求开处方，却不能明言会影响自己的收入；而要说服患者使用相对便宜的药品也并非易事。所谓君子不言利，以其他种种理由企图说服患者，患者也是洞若观火的，“医生拒绝自己的处方请求，不过是唯利是图罢了”。而在其他国家，“医生开这么多药，不就是为了赚钱吗！”两者表象虽不同，本质却一样：即对医生的不信任。

据调查，遵照患者要求开药的医生占 80%，拒绝的占 20%。在拒绝的医生中，有多少是出于成本动机，有多少是出于医学上的理由呢？而应患者要求开方的医生中，又有多少冒着“赔本”的风险呢？

采用药品清单

在人头定额支付方式下，医院又是如何努力控制药费成本的呢？谨介绍美国一家著名医院在这方面所作的努力。这家医院与哈佛大学医学院有业务合作关系，拥有美国最先进的医疗设备和技术。被介绍来就诊的患者当然也多患疑难杂症，药品使用量大。仅一个患者就使用十几盒药也非罕事。在马萨诸塞州，该医院患者的人均药费成本是最高的。如何控制药费成本成为医院的重要课题。

为此，该医院成立了药物治疗委员会，制定自己的采用药品清单，并按药物功效列出首选药品，鼓励医生使用性价比高的药品。

例如，治疗高血压的钙离子拮抗剂，首选药品是硝苯地平（Nifedipine）缓释剂心痛定（Adalat），没有列入普罗卡丁 XL（Procardia，通用名硝苯地平 Nifedipine），因为后者价格贵 40% 以上。一位患者 1 年的差额为 200 美元，看起来也许不太大。但是塔夫兹公司（与该医院签有人头定额支付合同的管理医疗保险公司）拥有 10 万被保险者，若 1/50 的被保险者需服用硝苯地平缓释片，则 1 年的差额将达 40 万美元，那也是聚沙成塔啊。药物治疗委员会也强调需根据病情采用药品，“不是要求机械地执行药品清单，只是建议医生在诊疗时也考虑一下成本”。他们向医生推荐低价药品时，还明确提出医学根据。

兹介绍采用药品清单中的一部分药品。

ACE 抑制剂：收录开博通（Captopril，通用名卡托普利 Capoten）和赖诺普利。此类药物中，虽然市场上销得最好的是伊那普利（Enalapril），但并无确切的临床数据显示其效果更好。而使用伊那普利，一位患者 1 年的费用为 360 美元以上，而卡托普利却只有 125 美元。

β 受体阻断剂：收录阿替洛尔（Atenolol）、美托洛尔（Metoprolol）、普萘洛尔（Propranolol）。抗高血压药中，临床证明有生命维持效果的仅有β受体阻断剂和利尿剂。收录药品中，阿替洛尔为首选药，比美托洛尔便宜，又比普萘洛尔服用方便，1天仅需1次。新开发的β受体阻断剂都比这三种药贵。

利尿剂：收录阿米洛利（Amiloride）、氯噻酮（Chlorthalidone）、呋塞米、氢氯噻嗪（Hydrochlorothiazide）。临床证明这4种利尿药疗效确切，副作用少，没有效果更好的新药。而新开发的利尿药布美克斯（Bumex，通用名布美他尼 Bumetanide）的价格比呋噻米贵1000倍以上。

镇静药：收录地西泮（Diazepam）、氯羟去甲安定（Lorazepam）、去甲羟基安定（Oxazepam）、三唑仑（Triazolam）。此类药物中，美国普遍使用的是氯硝安定（Clonazepam），但并没有临床数据显示其效果优于收录药品。氯羟去甲安定人均每月药费为6至8美元，而氯硝安定却高达40至50美元。

“以哈佛大学为依托的名门医院，还这么抠啊?”也许会有人觉得不以为然，但这确实是美国医院面临的严峻现实。

04 处方药市场

连锁药店大规模扩张

在美国，随着管理医疗的盛行，医疗费整体上涨趋势受到抑制，但药费增长却是例外，年增长率仍达16%以上。药品市场快速增长，零售业也受益，大型连锁药店采取的扩张战略更是雄心勃勃。

随着人口老龄化以及门诊、家庭医疗护理比重加大，处方药消费呈持续上升趋势。1992 年处方药销售为 20 亿件，1997 年上升到 26 亿件，5 年间增长 30%。药品零售业的处方药销售额，1997 年为 890 亿美元，1998 年则达到 1030 亿美元，年增长率 16%。在处方药销售额中，连锁药店占 40%（1.9 万家），个体药店占 26%（2 万家），百货商场等大型店铺及超市等食品店内的药房各占 10%。1988 年连锁药店销售额为 360 亿美元，1997 年达到 720 亿美元，10 年间增加 1 倍。

20 世纪 90 年代后期，美国三大连锁药店的扩张规模更是惊人。消费者价值药店（Consumer Value Stores，1998 年底 4122 家）1998 年新增店铺 382 家，1999 年计划再增 440 家。沃尔格林公司（Walgreen，1998 年底 2549 家）是三家连锁药店中资格最老的，1998 年新增店铺 304 家，1999 年计划再增 365 家。来爱德公司（Rite Aid，1997 年底 3963 家）的扩张规模更大，从 1995 年到 1997 年，3 年间共新增店铺 1040 家，从 1998 年到 2001 年计划再增 1500 家。

连锁药店在不断扩大店铺数量的同时，也注重采取独自的经营战略，注意差别化经营。例如，沃尔格林公司以加利福尼亚州为据点，开设了多家只销售药品的小规模药店。然而这种小规模药品专营店的模式却以失败告终。实际上，在连锁药店的营业额中，处方药销售额不足一半，它放弃食品、日用品销售的做法当然惨败了。

1998 年 11 月，来爱德公司从礼来制药公司（Eli Lilly）收购了 PCS 公司（PCS Health Systems），一家药品福祉管理企业[①]，受到广泛关注。在制药企业收购药品福祉管理公司的案例中，其后的经营大多以失败告终。药品零售企业与药品福祉管理公司的结合，结果又将如何呢？人们拭目以待。（1993 年默克公司收购美可公司 Medco Health Solutions 后，制药企业收购大型药品福祉管理公司的案例不断，然而收益却并不理想。其后，除默克公司外，又都相继卖掉了。）

药店版亚马逊模式？

各大连锁药店巨头竞相扩张，竞争加剧，然而在 1999 年，他们却遭遇当头棒喝：网络药店出现了，在网络上零售处方药。

---

① 与医疗保险公司等签订合同，通过利用审查制度等抑制处方药成本的处方药药费管理企业。

网络零售业中，亚马逊公司（Amazon），世界上最大的网络书店，可谓独拔头筹。自1995年创业以来，亚马逊发展速度惊人。1995年销售额为51万美元，1996年为1600万美元，1997年1.5亿美元，1998年6亿美元。短短几年间，在美国图书市场已占有举足轻重的地位。它的成功得益于发挥大型店铺优势，提供折扣价，同时省去人们去书店的功夫，还提供检索书目服务等（实际上，笔者也多从亚马逊网站购书，很少再去书店了）。

1999年2月，亚马逊公司宣布进军网络处方药零售行业，震惊了美国药品零售业。它收购了正筹备开办网络药店的药店公司（Drugstore. com）46%的股份。美国最大的连锁

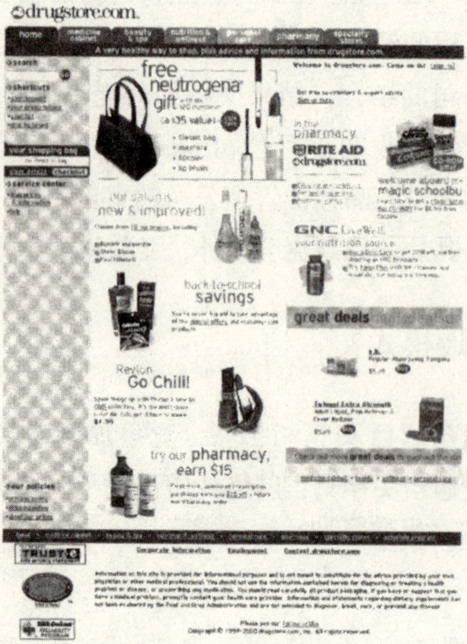

Drugstore. com 公司网页

书店——巴恩贵公司（Barnes & Noble）在网络书店业务上被亚马逊抢占先机，遭受重创，以致出现“亚马逊滑铁卢”一词。在网络药店战略上，为避免重蹈覆辙，各大连锁药店巨头也纷纷开始构建网络零售业务。

药店公司首席执行官P. 纽帕特（Peter Neupert）原为微软公司大佬级人物。该公司的出资者名单中俨然有星巴克公司（Starbucks），一家本部位于西雅图的咖啡连锁企业老板H. 舒尔茨（Howard Schultz）。而为亚马逊公司出资牵线搭桥的是投资公司凯鹏华盈公司（Kleiner Perkins Caufield & Byers，KPCB）。它与网景公司（Netscape）和美国在线（America Online，AOL）渊源深厚。

继图书、音乐软件之后，亚马逊正物色下一个网络目标市场。对亚马逊来说，药品市场魅力何在呢？首先，处方药市场销售额5年内增长了1倍，处于高速成长期。其次，处方药网络销售额已占处方药市场销售额的13%。网络订购方便，是消费者易于接受的销售方式。最后，网络药店无需负担传统连锁药店的店铺建设成本，可降低药品价格。另外药品重量轻，所需运费也少。因而即便由消费者负担运费，也不会是太大的不利因素。还有，在药店买药时，患者与药剂师的谈话可能被他人听见，而网上订购则可更好保护自己的隐私。对于高血压等慢性病患者来说，网站还可通过电子邮件定期告知处方更新时期，向患者提供细致的信息服务。

索玛公司（Soma. com）和星球公司（PlanetRx. com）等也同时瞄准了网络药店市场。索玛公司以西雅图市为据点，于1999年1月率先开始网上药店销售业务。星球公司以南旧金山市为据点，与美国在线——美国最大的互联网服务提供商开始合作。

对药店公司、索玛公司和星球公司等三大网络药店来说，最大的问题是难以获得医疗保险公司的合同。大型管理医疗保险公司几乎都拥有自己的网上药品订购系统。然而美国无保险者（4300 万人）以及无处方药医疗保险者的人数众多（老人医疗保险不负责门诊处方药，至少有 1/3 的老人医疗保险患者需自己负担药费）。因此即便没有医疗保险公司等第三方支付的药品市场，网络处方药零售市场也有相当规模。

1999 年 5 月，在网络药店商战中迟迟按兵不动的消费者价值药店，突然宣布收购索玛公司，网络药店市场图景为之一变。消费者价值药店公司不仅拥有医疗保险公司合同，还可将网络药店与普通连锁药店服务有机结合起来，以期在网络药店竞争中一举获得绝对优势。1999 年 6 月，来爱德公司也不甘落后，决定入股药店公司。

网上开处方

三大网络药店在美国 50 个州皆取得销售许可，可合法地调配、销售处方药。然而个别药品，如伟哥等可通过网上开处方、售药的做法却引起争议。例如位于得克萨斯州的药箱公司（Pillbox. com），医生可从网上对顾客进行诊断，开处方，然后顾客直接从网上购药。在药箱公司的网站上，伟哥、保发治、克敏能、赛尼可（Xenical，通用名奥利司他 Orlistat，减肥药）等 4 种药品可网上开处方。美国医学会认为，不与患者谋面，直接从网上诊断、开处方的做法存在伦理问题。然而对患者来说，网上直接开处方、购药不仅省却出门就诊的麻烦，还可保护隐私。因而有不少消费者使用该公司网上开处方的服务。

说到网络处方药销售，默克公司与下属的美可公司开发的一种处方药联网系统也备受关注。医生在诊室的电脑中输入处方药名称时，即可从网络上得到相关的信息反馈，例如与患者正在服用的其他药物的相互作用如何，是否是保险适用药品，是否有更合适的药品等，从而将药品福祉管理提前介入到开处方阶段。当然，也有人质疑，默克公司是否存在扩大自己公司药品销售的嫌疑呢（1993 年，默克公司收购美可公司后，后者药费支出中默克公司药品的销售额上升了）？

05 药费负担，难以承受之重

药费负担的逆增性

20 世纪 80 年代后，美国医疗费整体上涨趋势得到缓解，然而药费上涨势头依然不减。为抑制药费支出，医疗保险公司采取了各种对策：①在保险适用药品目录中，尽量收录非专利药，削减专利药；②实行递进治疗，即先使用便宜药，证明无效后再采用价格档次稍高的药品；③通过药费福祉管理公司等加强药物利用审查；④实行药费风险管理、人头定额支付方式等，将药费成本风险转嫁给医疗服务供给方。

不少保险公司还提高患者药费负担比例。首先保险公司根据药品价格，按档次提高患者负担金额。例如，对非专利药，患者负担 5 美元，专利药 10 美元，高价新药 25 美元等。然而现实情况却是，制药企业以患者为直接营销对象，加大高价新药的广告宣传攻势；而保险公司则鼓励患者使用低价药品，抑制高价新药的使用。攻防之间，究竟谁受益，谁被殃及？其次，保险公司设定门诊处方药的保险给付限额，例如 1 年 1000 美元等。

市场机制下的医疗保险，老弱病残者负担反而加重，即出现负担的逆增性。一方面企业等大宗参保客户享有大幅度保险费折扣；而且企业就职员工一般不适用药费给付限额制度；他们也多为健康人群，对医疗服务、药品需求相对较低。另一方面，个人自费参保者保险费高，价格通常是企业员工的数倍；而且往往是因有病才自费参保，医疗服务和药品需求大；还适用药费给付限额制度等。与企业员工相比，个人参保者是保险费高、药品使用率高，又有药费给付限额等，因而负担的逆增性突出。

对加入保险的患者来说，虽然药费负担比例提高了，但他们至少还可通过保险公司购买折扣价格的药品，还算比较幸运的。而对无保险者，或不负担药费的医疗保险患者（例如，老人医疗保险）来说，他们不但要全额负担自己的药费，而且购买药品的价格也是未有任何优惠的“正规”价格，药费负担更加沉重。

消费者无奈之举

为减轻药费负担，消费者们应对方法不一而足，令人心酸。以伟哥为例。美国市场上，伟哥有 25mg、50mg、100mg 等 3 种规格，价格一样。不少消费者就要求医生开 100mg 规格的，回家后分成两半，一次服用 50mg。正如日本一家杏仁奶糖生产商的广告语：“就一粒，不一样的两种滋味。”而美国的消费者，也硬是将一粒伟哥咬开分两次吃，就为了节约 50% 的药费。个中滋味，真是唯自知啊。

还有更节约的例子。治疗脱发的保发治是默克公司的产品。该公司还生产治疗前列腺肥大的保列治（Proscar，通用名非那甾胺 Finasteride）。保发治和保列治化学成分相差无几，药效也几乎相同，这一秘密在患者中流传甚广。据说要求医生开保列治（1个月药费65美元）而不是保发治（1个月50美元）的患者增多了。一粒保列治（5mg）单价虽然稍高，但分成5份，按保发治（1mg）的分量服用时，药费只有后者的1/5。而且如果以前列腺肥大的病名适用保险，患者则可自费10美元获得相当于5个月的药量（250美元）。虽然这样的做法难免有“保险诈骗”的嫌疑，但消费者也同样义愤填膺：“同样的药效，价格却相差几倍。难道不是默克公司自己贪得无厌吗！”

越过边境，到墨西哥、加拿大买药的情形也并不鲜见。在与美国接壤的墨西哥边境城市达菲纳市，药店鳞次栉比，招徕美国顾客之声此起彼伏，热闹非凡，宛若日本版的“秋叶原药品街”。其中不乏开着卡车来购药，满载而归的美国老人。

美国国内药品价格远远高于国外。越境购药对美国患者来说也实属无奈之举（有调查显示：从墨西哥入境的美国人中，1/4的人购有药品）。据与加拿大接壤的佛蒙特州的众议员B. 桑德斯（Bernard“Bernie”Sanders）调查，该州药品价格比加拿大高81%，比墨西哥高112%。他甚至提出议案，要求国会批准药品零售商从国外进口价格低廉的药品。对国内外药品价格的巨大差异，制药企业的解释是为收回在美国投入的研发成本。

持美国医生开具的处方到国外购药回来自己使用并不存在任何法律问题。然而很多人如无保险者，特别是非法移民，却连看医生的钱都没有。为节约药费，他们往往直接去本地的黑市买药。在南加利福尼亚州，针对拉丁裔移民的非法药店更是猖獗，已成为社会问题。例如打着礼品商店的幌子，无照医生或药剂师就在商店后堂给拉丁裔移民实施注射、开药等，非法行医。1998 年 4 月，圣安娜市 1 名 13 个月大男婴在非法药店接受“医生”治疗后死亡。1999 年 2 月，塔斯汀市 1 名 18 个月大女婴在非法药店注射青霉素（Penicillin）后过敏性休克死亡。加利福尼亚州非法药店行医的现象可以说是墨西哥医疗体制本身的“输出”。在墨西哥，很多无钱就诊的患者往往直接到药店去，在“药剂师”诊断后不用处方就直接买药。

为避免患者自己直接去药店买药治病，墨西哥政府采取的政策更是匪夷所思——不向患者公开药品副作用信息。一些因副作用强在发达国家已经禁止上市的药品在墨西哥仍然广泛流通使用。1998 年 5 月，加利福尼亚州开始整治非法药品市场，在 1 年内进行了 169 次强制搜查。结果，在非法药店发现大量美国禁止销售的“库存药品”，全州受到极大震撼。例如，解热镇痛药安乃近（Dipyrone），因有中性粒细胞减少的严重副作用，早在 1977 年 FDA 就禁止销售。但在墨西哥，由于药品副作用知识匮乏，它至今仍是合法的正规药品。从墨西哥流入的安乃近通过非法药店而被使用，据推测至少有 4 名在美国居住的患者因中性粒细胞减少而死亡。

大制药企业仍然在墨西哥等发展中国家销售安乃近的做法也招致舆论的强烈谴责。但制药公司却狡辩：“FDA 太神经质了。人种有差异，墨西哥因安乃近副作用而死亡的病例非常少见。”而舆论的反驳则是：“不过是钻发展中国家药物副作用监测系统不完善的空子，行唯利是图之实罢了。”

不但是安乃近，其他如抗生素氯霉素（Chloramphenicol）、林可霉素（Lincomycin）等，因严重副作用在大多数发达国家被限制使用的药物，在墨西哥却是非常普遍的处方药。据推测，在美国国内的非法药店，这些药物的使用情形也与墨西哥差不多。

对此，加利福尼亚州大力开展宣传运动，向拉丁裔移民介绍免费诊所，鼓励他们去正规医疗机构看病。然而，饶有兴味的是，拉丁裔移民虽然没有就医保障，发病率却很低。据说医疗保险公司已经瞄上他们，准备“筛选”这些发病率低、花费少的潜在被保险者呢。

06 保健品与替代医疗

保健品热

在美国药店的货架上，被冠以营养补充剂（nutritional supplement）或保健品（dietary supplement）的商品琳琅满目，令人目不暇接。看到在日本时闻所未闻的保健品时，总是不禁慨叹自己的孤陋寡闻。据估计，美国保健品市场规模高达65亿美元。以下介绍一些在美国市场上畅销的保健品（注意，所称功效纯属市井传言，多数未经科学证实）：

（1）圣约翰草（St. john's wort，通用名贯叶连翘 hypericum perforatum）

草药，被称作自然界生长的百忧解（Prozac，通用名氟西汀 Fluoxetine），可治疗抑郁症。1997 年美国广播公司《20/20》节目介绍后，追捧成风。1995 年销售额为 1000 万美元，1998 年则飙升至 4 亿美元，3 年间增加到 40 倍。

（2）萨米（SAM-e）

S-腺苷甲硫氨酸（S-Adenosyl methionine）的简称，1997 年进入美国市场。它上市前广泛造势，被宣称为“梦幻之药”，可治疗抑郁症、关节炎，无任何副作用等。尽管 1 个月使用费高达 75 美元，但它上市后几乎仍然供不应求。萨米作为药品申请许可时，其临床试验数据被 FDA 拒绝，其后才以保健品形式迂回进入市场。

（3）紫锥菊（Echinacea）

草药，可增强免疫力，对感冒、流感、尿路感染有疗效。1997年销售额3.1亿美元。

（4）人参

补元气，有利外伤或疾病后恢复，增进体力。1997年销售额2.7亿美元。

（5）银杏

增强记忆力，注意力。1997年销售额2.4亿美元。

（6）大蒜

增强免疫力，降低血脂，防止血液凝固。1997年销售额2亿美元。

（7）北美黄连（Goldenseal）

草药，美国印第安人用来治疗各种感染的传统植物。1997年销售额1.6亿美元。

（8）锯棕榈（Saw palmetto）

对前列腺肥大有疗效。1997年销售额1.3亿美元。

（9）脱氢表雄酮（Dehydroepiandrosterone，DHEA，通用名雄烯二酮 Androstenedione）

男性荷尔蒙——睾丸激素（testosterone）的前体，可增强肌肉力量，增进体力。棒球手M. D. 迈克威尔（Mark David McGwire）服用该产品。1998年他一个赛季打出70个本垒打后，该产品销量猛增。

（10）5-羟基色氨酸（5-Hydroxytryptophan，5-HTP）

一种血清素前体，对抑郁症和失眠有疗效。色氨酸

（Tryptophan）曾作为血清素前体在市场上销售，20 世纪 90 年代初，因杂质导致多起死亡事故而被禁止销售。5 - 羟基色氨酸是色氨酸的代替品。

（11）鲨鱼软骨（Shark Cartilage）

可治疗关节炎，增强免疫力，具有抗癌效果。

（12）褪黑素（Melatonin）

荷尔蒙，具有调节体内生物钟的机能。可缓解时差症状，也有延缓衰老的效果。

（13）氨基葡萄糖（Glucosamine）

可改善关节炎引起的关节变形。

而美国保健品热的兴起，可以说与印第安人的传统草药——三齿叶（Chaparral）不无关联。

1968 年，居住在犹他州的 T. 默多克（Tom Murdock）的妻子拉罗维（Lalovi）被诊断为癌症。医生们尝试了各种疗法，却无一例外都失败了。拉罗维一天天虚弱下去。“是稻草，也要抓住试一试。”默多克决心让妻子尝试纳瓦霍族（Navajo）常用的三齿叶。这种植物只生长在沙漠中。默多克来到亚利桑那州的沙漠里，徒步寻找这种植物。他将找到的三齿叶的叶子做成茶让妻子服用，奇迹出现了：拉罗维的气色一天天好转，其后健康地生活了 25 年。草药拯救了妻子！默多克决心让更多的人分享草药的神奇，于是成立了自然自在公司（Nature's Way）。

经过多年的努力，自然自在公司成为美国最大的草药生产厂商。在犹他州，草药加工厂也如雨后春笋般纷纷成立。草药产业年销售额达 10 亿美元，成为该州支柱产业之一，犹他州也因而被称为“草药硅谷”。

草药产业，网开一面

草药产业拥有如此规模，其发展之路也并不平坦。它可以说是在与FDA的限制与反限制的较量中走过来的。作为自然自在公司的发家产品——三齿叶草药已停止生产销售了。1992年，FDA发出警告：“三齿叶可能严重损害肝脏，甚至导致死亡。”犹他州其他草药工厂，也多与FDA打过交道。

草药传统上不被当做药品，而是食品类。1990年美国国会通过的营养标示教育法（Nutrition Labeling and Education Act of 1990）规定，标示健康效果的产品需提供科学依据；对草药产品，按例外处理，给予2年过渡期。1992年，过渡期即将结束时，FDA开始加强对草药产品的监管。

要取得FDA许可，制药企业必须提供药品的安全性和有效性数据。制药企业花费巨资进行新药临床试验的目的也是希望取得药品专利，从而收回开发成本。而草药要取得专利几乎是不可能的。因此，对功效标示是否提供有效性科学依据，成为关乎草药产业存亡的关键。

针对FDA的监管强化，草药行业展开了强大的政治攻势。在电视宣传上，他们起用了大牌影星M. 吉布森（Mel Gibson）。宣传片中，吉布森正在家中休憩，大批警察突然驾临，搜走了他服用的维生素C补充剂；画外音则是：“留住保健品，请写信向议会请愿。”通过广告片，草药行业警告消费者：如果FDA加强限制，则可自由购买的草药，就必须假医生之手了；守护自己健康的权利岌岌可危。实际上FDA 只是对功效标示的限制，而非草药产品行业所宣传的不能再自由购买草药产品。在草药产品的限制之争上，FDA 是为了保护消费者安全而企图限制产品标示的；而草药行业的论调却是“政府不必要的限制侵犯了消费者保护自己生命、健康的权利”。它的论调与美国步枪协会（National Rifle Association）的论调如出一辙。在美国，每当政府企图强化枪支监管时，步枪协会总是抛出“政府侵犯个人保护自己生命的权利”。美国民众对这样的论调总是鲜有免疫力。草药行业的宣传策略成功了：反对草药产品限制的请愿书，雪片一般飞到国会议员的手中。犹他州参议员 O. 哈奇（Orrin Hatch，共和党）正好负责主持国会日常工作。对他来说，为自己选区的产业而战当然更是义不容辞的了。

1994 年，美国国会通过保健品健康教育法（the Dietary Supplements Health and Education Act of 1994，DSHEA），规定含有草药成分的保健品既不属于食品，也不属于药品；销售草药产品无需提供安全性、有效性科学依据，只需在上市前提供使用的安全案例即可；FDA 只有在有证据证明存在危险性时才能做出“可能存在安全隐患，禁止销售”的决定。有批评指出，保健品生产商、销售商不再负有安全性证明义务，无疑等于“监管自盗”。而名为萨米的保健品也是在药品许可申请受阻后受益于该法，以营养保健品的名义在美国上市。

保健品功效标示虽然不能明言针对某种疾病有特殊的治疗效果，但却可标示对身体组织或机能的一般性功效。例如，草药产品的标示不是可预防心脏病，而是有利于维持心脏健康；不是增强机体抗感染能力，而是有利于提高免疫力等。措词似是而非，模棱两可。1998 年，即保健品健康教育法实施 4 年后，草药产业年销售额增加了 1 倍。可以说，正是该法促进了草药产业的“中兴”。

保健品健康教育法大大缩小了 FDA 对保健品的监管权。市场上草药产品泛滥，质量、安全性问题层出不穷。1998 年,《洛杉矶时报》（Los Angeles Times）对市场上销售的圣约翰草产品的调查发现，检测的 10 个产品中，有 3 个产品含量比标示量少 30% 。而缓解时差不适的褪黑素产品，因生产厂家不同，一粒的规格竟可从 0. 2mg 到 3mg 不等，相差达 15 倍。如果是药品，很难想象仅因生产厂家不同，同一药品的用量竟会相差 15 倍。保健品市场的混乱可见一斑。

含量参差不齐还在其次，更严重的是保健品所含杂质。草药产品中混入的铅、洋地黄导致的中毒事件不断见诸媒体。

药品标示需包括副作用等危险性信息，而保健品却完全没有标示义务。例如，含有麻黄素（Ephedrine）成分的麻黄（Ephedra）产品，从 1993 年开始，FDA 收到 800 多例副作用报告（其中死亡 2 例）。1997 年 6 月，FDA 警告消费者慎用含有麻黄素的保健品。草药行业也建议生产厂家在产品上标示关于麻黄素的警告文字，据称已有 90% 的厂家做相应标示。然而无任何警告标示的麻黄产品仍在市场上流通。1999 年，波士顿一家电视台报道了麻黄产品的危险性。结果，该电视台与在节目中解说的哈佛大学医学院学者同时遭到生产厂家起诉。他们以“报道不实、造成经济损失”为由，要求赔偿。生产厂家如此强硬，也是拜保健品健康教育法之赐啊。

很多保健品的有效成分与处方药也完全相同。作为药品，制药企业须严格提供安全性、有效性证明。而作为保健品，即便有效成分相同，保健品生产商却无此义务。药品、保健品监管制度可谓相互矛盾，漏洞多多。1997 年，犹他州的保健品生厂商法马内克斯公司（Pharmanex）向市场推出科勒斯汀（Cholestin）保健品——一种从红曲中提取的物质。FDA 认为科勒斯汀的有效成分为洛伐他丁（lovastatin，与默克公司的抗高血脂药美降脂 Mevacor 有效成分相 同），不是保健品，企图禁止其销售。该公司提起诉讼，结果法庭判决科勒斯汀是保健品而不是药品。该公司还广泛资助对科勒斯汀进行临床试验，不少论文都报告其有效性。为什么该公司投入大量资金支持临床试验呢？虽然保健品不能明确标示功效，但法律并没有限制向消费者发放显示有效性的论文。而那些主持科勒斯汀临床试验、报告有效性结果的学者们，无一例外都从该公司领取了顾问报酬。

替代医疗热

在美国，不仅保健品盛行，还流行替代医疗（alternative medicine，也称为辅助医疗 complementary medicine 或统合医疗 integrative medicine）。替代医疗是指普通西医疗法以外的各种医疗，包括针灸、草药、整脊、按摩、气功、大剂量维生素疗法等，范围甚广。据贝斯 - 以色列迪肯医疗中心（Beth

Israel Deaconess Medical Cemtre，BIDMC）医生，哈佛大学替代医疗倡导者 D. 艾森伯格（David Eisenberg）的调查显示：1990 年有 34% 的美国人利用过替代医疗，1997 年比例上升为 42%。替代医疗越来越受欢迎。在美国，替代医疗 1 年的就诊次数为 6.3 亿人次，远远高于到全科医生处的就诊次数（3.9 亿人次）。患者自费负担的替代医疗费用 1 年为 270 亿美元，相当于患者在西医就诊中使用医疗保险时的自费总额（JAMA 280:569，1998）。

20 世纪，医疗技术取得了巨大突破，缘何又兴起替代医疗热呢？可以说这正是医疗技术进步本身带来的结果。抗生素和预防接种出现后，感染性疾病死亡率锐减，人类平均寿命在 100 年内提高了 30 岁以上。寿命延长了，患各种慢性疾病的人口急剧增加，结果人们普遍抱有“一直在看病，却不见任何好转”的印象。人们对先进医疗技术的期望值越高，当治疗结果不尽如人意时，越容易对医疗产生不信任和不满。

而个人主义的高扬无疑也是替代医疗兴起的原因之一。在 20 世纪 60 年代，二战后出生的婴儿潮一代人经历了反主流文化的洗礼。他们对传统权威一直持有强烈的反抗意识，信奉“绝不相信任何绝对权威”。他们对西洋医学的权威尚且不以为然，又怎堪忍受管理医疗的缚手缚脚，甚至不能自由选择医生？在他们看来，医生不过是保险公司的傀儡，与其让医生们来指手画脚，倒不如自己守护自己的健康、生命。同时，自 20 世纪 60 年代以来，“自然主义”思潮兴起，人们开始信奉“越自然，越安全”的理念。不少患者开始背离高科技化的西洋医学，转而寄希望于“自然主义”的替代医疗。

但是，信奉西洋医学的西医们却仍然坚持认为替代医疗缺乏科学依据，将其归入“疑似医疗”范畴。1998 年 9 月，西医学最权威的医学杂志——《新英格兰医学杂志》同时刊载了 5 篇论文抨击替代医疗，一时成为话题。论文列举了替代医疗危害的案例，如白血病患儿因家长选择替代医疗，延误治疗而死亡；保健品所含杂质导致洋地黄中毒或铅中毒等。主编 J. P. 卡斯勒、副主编 M. 安杰尔联名发表编者评论，严厉指出“替代医疗搭便车，科学界‘是可忍，孰不可忍’的时候到了”。该杂志可谓反替代医疗的大本营。其前主编 A. 雷尔曼（Arnold Relman）就曾在报纸上发表文章，公开批评替代医疗的鼻祖——亚利桑那州大学（the University of Arizona）统合医学院院长 A. 韦尔（Andrew Weil）的观点，引起舆论关注。1999 年初，马萨诸塞药学医学院（Massachusetts College of Pharmacy and Health Sciences）设立统合医疗药学专业时，同时授予韦尔名誉博士学位。对此，该杂志前任、现任主编一齐上阵，批评道：“这不是给替代医疗开绿灯吗?”

对替代医疗，无论医生们如何强调缺乏科学依据，消费者却仍然情有独钟。他们反而嘲讽医生们冥顽不化，对替代医疗的效果视而不见。替代医疗的鼻祖韦尔更是尖锐地指出：“替代医疗热的兴起是消费者运动的结果。医疗者该如何真正应对消费者需求？是反思的时候了！”实际上，为应对消费者需求（吸引患者），美国很多医院都新设了替代医疗科。对替代医疗，不是简单地贴上“疑似医疗”的标签，置之不理；而是抛弃偏见，客观公正地评价、应用。越来越多的人已认识到这一点。

1998年11月，美国医学会也刊载特辑，探讨替代医疗。与《新英格兰医学杂志》不同，他们的态度更为中立，公开征集论文时强调“无论有效、无效，以科学依据为证”。论文中有否定替代医疗的，也有的报告了替代医疗疗效。例如，有论文报道，运用艾灸法，一位产妇临产前，胎儿从臀位转为正常胎位。

为应对患者需求，加利福尼亚州不少保险公司开始将针灸等替代医疗纳入医疗保险范畴。替代医疗成本不仅大大低于西医学，而且有报告显示，利用替代医疗的患者就诊西医的几率下降。鼓励患者利用替代医疗，对保险公司来说，还可达到削减医疗成本的效果，真可谓一箭双雕。现在药店每卖出一份草药产品，那是否就意味着背离西医学的患者增加，医生、医院的收入正在减少呢？

07 老人药费负担

是吃药，还是吃饭？

老人医疗保险是美国联邦政府用税金运营的一种医疗保险制度。自1965年创立以来，其支出不断膨胀，“即将崩溃”的警告之声不时响起。创立之初，它基本上实行实际发生额支付制度。1983年住院费用部分开始采用疾患种类定额支付制度，2000年该制度又扩大到门诊费用部分。20世纪90年代以后，政府希望通过管理医疗削减成本，鼓励商业性管理医疗保险公司介入（即老人医疗保险+管理医疗保险公司模式）。

老人医疗保险的创设初衷可以说是为了将老人从沉重的住院医疗费负担中解脱出来，所以保险给付并不包括当时“负担较轻的门诊费用、药费”。然而随着药费支出不断上涨，沉重的药费负担逐渐成为老人医疗保险的最大弊端。尤其是90年代以后，在整体医疗费用上升趋势得到抑制的情况下，药费支出上涨势头依然不减（1992－1998年的7年间，药费支出总额增加2倍）。

药费支出持续上涨的原因包括不断上市的高价新药、制药公司以消费者为直接营销对象的宣传攻势等。然而最主要的原因还是老龄人口的增加。据美国退休者协会（American

Association for Retired Persons，AARP）调查，老人医疗保险患者（65 岁以上）的年平均处方次数为 9 ~ 12 次（25 ~ 44 岁人群为 2 ~ 3 次）。其中，65% 的人患有 2 种以上慢性疾病，20% 的人平均每天服用 5 种以上的药物。65 岁以上老人只占总人口的 12%，但花费的药费却占药费总支出的 37%。他们才是药品市场名符其实的主力消费大军。

老人医疗保险患者有以下途径可以报销门诊药费：

（1）由退休前的就职单位负担。一些大企业、政府机关等为员工提供优厚的福利待遇。有 1/4 的老人医疗保险患者，享有原就职单位提供的药费给付。但是为退休员工提供药费给付的公司越来越少。

（2）自费加入商业性附加医疗保险。报销所有药费的险种，每年至少需要 3000 美元的保险费。有 10% 的老人加入附加医疗保险，但仅有 3% 的人能报销全部药费。

（3）加入老人医疗保险 + 管理医疗保险公司模式保险。年药费给付限额最高几乎都为 1000 美元。然而，受 1997 年财政平衡法的影响，很多保险公司纷纷从老人医疗保险市场撤出，数十万老人突然之间药费给付无着落（在市场机制下，如果医疗保险公司不赢利，从市场上退出是再自然不过的事了；以为保险公司会“为消费者着想”——赤字经营，那才是幻想）。

（4）加入公立的低收入者医疗保险。然而收入限制严格，几乎一贫如洗才有资格加入。

既无钱购买附加医疗保险、又没有贫穷到可享受低收入者医疗保险的老人医疗保险患者，就只有自费负担全部药费了。有 1/3 的老人无任何药费给付。据美国退休者协会统计，11% 的老人医疗保险患者每月自费负担药费金额高达 100 美元以上。老人每月退休金一般仅为数百美元，药费负担之重不难想象。老人自费负担的医疗费中，门诊处方药费占 34%，高于付给医生的就诊费 31% 和住院医疗费 14%（不包括保险费负担）。

在药费重负下苦苦挣扎的老人们，是真正陷入了“是吃药还是吃饭”的两难境地。为节约一点儿药费，老人们想尽了各种办法。居住在邻近墨西哥和加拿大边境的居民则越境去购药。不少患者还申请进行新药临床试验，因为即使进行双盲对照，也有 50% 的几率用上最新研制的新药。像治疗多发性硬化症等疑难病症的新药更是昂贵无比，能自费购买的患者更是凤毛麟角。据说，一些一生连枪都没摸过、并赞成枪支管制的老人也开始加入美国步枪协会。这样，他们就可以会员价购买负担所有药费的附加医疗险，价格是 2700 美元，而普通的保险费则是 3000 美元。

政治较量

在市场机制下的医疗保险，越是弱势人群负担越重，负担的逆增性问题突出。在老人药费负担上也存在这种现象。经济条件较好，有能力购买附加医疗保险的老人，还可以通过保险公司以折扣价格购买药品；而经济条件差，自费负担药费的老人，反而不得不高价购买零售药。有批评指出，制药企业正是将大宗客户的折扣成本以高价格的形式转嫁到不得不严重依赖药品的老人。而制药企业则辩称，正是自由竞争的活力才使制药行业有资金投入研发（R&D），也才使美国在新药开发上处于世界领先地位。这在自费负担药费的老人们听来，他们无疑是在宣称："为保持美国制药行业的国际竞争力，宰你没商量（药价比加拿大高30%，比英国高60%）!"

老人医疗保险也曾尝试将药费纳入保险给付。1988 年国会通过老人医疗保险意外救助法（Medicare Catastrophic Coverage Act Of 1988），以向老人征收累进附加税（最高税额达每人 800 美元）为财源。该法体现了"受益者负担，相互扶助"的原则。但在美国这种做法却甚是例外，结果当然遭到富裕老人们的强烈反对："凭什么我们要交特别税?" 1 年后，该法流产，并留下后遗症——政界不敢再贸然进行任何"充实社会保障"之举。

1998 年，关于老人医疗保险前景的超党派咨询委员会（the National Bipartisan Commission on the Future of Medicare）会长，民主党参议员 J. 布罗（John Breaux，路易斯安那州）指出："现在药费问题的严重性，与 1965 年老年医疗保险创立时的住院费用问题不相上下。"他强调将药费从保险给付中分离出来的做法已经过时。然而，在如何减轻老人药费负担问题上，委员会成员间意见分歧严重，最终未能形成一致意见。

1999 年，民主党众议员 T. 阿伦（Tom Allen，缅因州）向议会提出议案，要求在药品价格上老人医疗保险患者享有与大宗客户同等的折扣优惠，结果遭到美国药物研究与制造商协会（Pharmaceutical Research and Manufacturers of America,

PhRMA）强烈抗议。他们指出那样“将导致政府的价格控制”。

1999 年 6 月，白宫也公布老人医疗保险的大幅度改革方案，着重增添了新的药费给付条款。对此，制药行业表示坚决反对政府主导价格的做法，欢迎以民间竞争的方式在老人医疗保险中引入药费给付。于是，白宫修改方案，让老人医疗保险“按区域委托商业性药品福祉管理公司负责价格交涉”。然而制药行业的真正意图却是绝不容许在药品市场出现拥有巨大价格谈判优势的组织，因而依然坚决反对。1999 年 9 月，制药行业展开电视广告宣传：一位银发女性警告“政府将管理你的用药”，诉诸美国民众特有的“大政府过敏症”。1999 年 9 月 21 日，白宫召集美国 6 家制药企业经营者，对他们“夸大其词的广告”表示不满。面对白宫的压力，制药行业则表示，“法案是分裂行业的企图”，将加强对白宫的反对宣传攻势。制药行业与白宫的对立加深，老人医疗保险的药费给付问题进而发展成 2000 年大选的争论焦点之一①。

附记：

本节内容据《战略》杂志（Strategy，理想智囊公司 Uto Brain 发行，日本）刊载的《管理医疗下，美国药品市场新动向》连载内容修订而成（1999 年 4 ~ 12 月，共 9 次）。

---

① 2006 年，老人医疗保险开始实行门诊药费保险给付。

08 安慰剂效果

70 个本垒打纪录

1999 年 2 月，《纽约时报》的棒球版面中出现了我的同事，马萨诸塞综合医院内分泌科医生 J. S. 芬克斯坦（Joel Stephen Finkelstein）的大名，让我大吃一惊。芬克斯坦是骨钙代谢临床研究的泰斗，每年都在《新英格兰医学杂志》、《美国医学会杂志》等临床权威杂志上发表论文。为何他的名字会出现在棒球通讯中？原来这还需从 1998 年赛季创下 70 个本垒打纪录的棒球手 M. D. 迈克威尔，以及国际奥委会的丑闻说起。

1994 年美国棒球球员工会罢工，职业棒球大联盟比赛中断。其后美国棒球赛市持续低迷，面临失去球迷的严峻形势。1998 年棒球手迈克威尔和 S. 索萨 · 佩拉尔塔（Samuel Sosa Peralta）上演本垒打角逐，为大联盟比赛注入了新的活力。每天早上，美国家庭无不争相从电视或报纸上了解头天晚上本垒打结果。迈克威尔、索萨两人形象阳光，一改以往“明星球员拜金”的负面形象，深获球迷好感，为振兴棒球赛市立下了汗马功劳。

1998 年 8 月 21 日，在与纽约大都会队（New York Mets）的 1 天连续两场比赛中，迈克威尔打出了本赛季第

50、51个本垒打，球迷们为之疯狂。然而，第二天美联社（AP）的一篇通讯却让他的清凉形象大打折扣。报道指出，迈克威尔正在服用的肌肉增强剂是国际奥委会及美国橄榄球联盟（National Football League，NFL）的违禁药物。

药物名称为雄烯二酮，是男性荷尔蒙——睾丸素的前体。该药物由前东德研制，被认为可在体内转化为睾丸素，有利于增强肌肉力量。据说前东德曾组织优秀的职业运动员服用。由于人体本身含有睾丸素，所以尿检很难判断运动员是否服用该药物（日本三菱化学BCL兴奋剂检测中心已开发出雄烯二酮检测试剂）①。1997年，国际奥委会医疗委员会（IOC Medical Commission）将雄烯二酮列为违禁药物。

在迈克威尔的更衣柜中，美联社记者发现了雄烯二酮药瓶。“你服用雄烯二酮?”面对记者的询问，迈克威尔满不在乎地回答：“已经1年多了。”在美国，雄烯二酮是保健品，不需要处方笺，谁都可以自由购买。尽管美国橄榄球联盟规定它是违禁药物，但美国职业棒球大联盟并没有相关规定，所以迈克威尔服用该药物并不存在违法问题。然而，如果有人质疑他是否为了破纪录而不惜使用肌肉增强剂呢，这就有涉职业道德问题了。面对突然出现的雄烯二酮争议，美国职业棒球大联盟主席——A. H. 瑟利戈（Allan H. Bud Selig）和球员工会发表联合声明：“迈克威尔服用雄烯二酮并不违反大联盟的任何规定。雄烯二酮是否有增强肌肉力量的作

---

① 植木真琴，话题焦点：兴奋剂，三菱化学BCL发行的《男性意向》杂志（Animus 3:36－40，1998）。

用，目前尚无任何科学依据。大联盟将在收集医学、科学证据的基础上决定是否禁用雄烯二酮。”确实，如美国职业棒球大联盟所称，尚无确凿证据证明雄烯二酮的作用效果。然而更多的猜测认为，这只不过是不想让迈克威尔激起的棒球热降温，“收集数据”也不过是一时的敷衍之词。其后，迈克威尔的雄烯二酮问题渐渐冷却，他创下了一个赛季 70 个本垒打纪录。

不料在别的舞台，迈克威尔的雄烯二酮问题却授人以口实，令美国高官颜面尽失。其时，国际奥委会被指责在盐湖城、悉尼和日本长野申奥中，享受豪华接待、受贿等，正陷入丑闻漩涡中。美国更是这场声讨的急先锋，威胁“如果不进行彻底改革，美国将取消其免税团体的资格待遇”。对国际奥委会来说，美国电视转播权是最大的收入来源，免税待遇至关重大，因而他们对美国政府的举动十分敏感。1999 年 2 月，国际奥委会主办的体育兴奋剂高峰论坛在瑞士洛桑举行。美国政府代表——白宫兴奋剂问题政策负责人 B. R. 迈克弗雷（Barry R. McCaffrey）首先发难：“对于目前出现的种种丑闻，国际奥委会只是一味逃避责任，一点儿也没显示出领导改革的决心。要杜绝兴奋剂问题，必须从国际奥委会自身的改革开始。”面对指责，国际奥委会也毫不示弱，以迈克威尔的雄烯二酮问题反唇相讥：“奉劝在指责别人之前，先将自己的后院打扫干净了！雄烯二酮作为肌肉增强剂，在所有运动项目中都是违禁药物，而美国职业棒球大联盟却是例外！美国体育界的大英雄，不正是使用兴奋剂之最吗？”

兴奋剂高峰会议上唇枪舌剑的一幕让已经淡忘的迈克威

尔雄烯二酮问题重燃。美国职业棒球大联盟决定忠实履行当初的承诺，即“以科学数据为依据，决定是否禁用雄烯二酮”。它委托哈佛大学医学院对雄烯二酮功效进行临床研究。我的同事——芬克斯坦医生正是这项临床研究的负责人，一时间他的名字出现在美国各大报刊的体育版面上，他也因此成为焦点人物。笔者本想利用近水楼台之便让他向日本读者介绍一下相关情况，却被断然拒绝：“美国职业棒球大联盟不准再谈论任何有关棒球的事。”其实，他本人也是个棒球迷，曾兴奋地与同事聊起他“有一位100岁的患者，曾亲眼看过G. H. 路斯作为波士顿红袜队投手进行的比赛”。当然，他拒绝的真相是《体育画报》杂志（Sports Illustrated）曾报道他是棒球迷。为避免研究的公正性遭到怀疑，美国职业棒球大联盟要求他不再谈论任何有关棒球的话题。

组织对雄烯二酮进行临床研究的并不仅限于美国职业棒球大联盟。1999年6月，两篇论文分别发表了关于雄烯二酮对人体作用的研究结果。《美国医学会杂志》刊载了爱荷华大学（the University of Iowa）以青年男子为对象的研究结果①：雄烯二酮对血中睾丸素浓度没有影响，也没有增强肌肉力量的作用；相反它会使血中雌激素水平增高。另一篇为一家内分泌专业杂志上发表的德国维尔茨堡大学（Universität

---

① King DS, Sharp RL, Vukovich MD, Brown GA, Reifenrath TA, Uhl NL, Parsons KA: Effect of oral androstenedione on serum testosterone and adaptations toresistance training in young men; a randomized controlled trial. JAMA 281: 2020 - 2028, 1999.

Würzburg）的论文①。他们以老年男性为研究对象，得到相同的结果：雄烯二酮对血中睾丸素浓度没有影响，反而能提高雌激素水平。运动员们服用雄烯二酮，原本期望提高睾丸素水平、增强肌肉力量，焉知研究结果却显示出有提升雌激素水平的功效。媒体也不失时机刊出了服用雄烯二酮的运动员的伪娘形象②。也有批评指出，临床研究中服用的雄烯二酮量太小。而在洛桑会议上惨遭奚落的迈克弗雷也表示，白宫计划资助以动物为实验对象的大剂量雄烯二酮效果研究③。

假如以上研究结果正确，即雄烯二酮既不能提高血中睾丸素浓度，也没有增强肌肉力量的作用，那么迈克威尔创下本垒打纪录就与增强肌肉力量无关。如果雄烯二酮真有什么效果，那就应该是信念的作用，即“服用雄烯二酮，力量巨无穷”，也就是所谓的“安慰剂效果”吧？

充分利用安慰剂效果

在近代，医学才开始寻求科学依据。在医学发展的历史长河中，医生采用的治疗手段皆经过临床试验证明，也才仅

---

① Arlt W, Haas J, Callies F, Reincke M, Hubler D, Oettel M, Ernst M, Schulte HM, Allolio B: Biotransformation of oral dehydroepiandrosterone in elderly men; significant increase in circulating estrogens. J Clin Endocrinol Metab 84: 2170 - 2176, 1999.

② Millar J, Hinds B: Tank McNamara. June 15 - 19, Distributed by Universal Press Syndicate 1999.

③ Pennington B: From the Highest Level; a Call for Action. New York Times, July 11, 1999.

仅是开始。长期以来，除外科手术外，最有效的治疗法，不可不谓是安慰剂疗法了。随着医学的现代化，安慰剂的角色也发生了很大变化。现在，安慰剂仅使用于对药物有效性进行科学验证时的对照组相比中。在医学伦理上，安慰剂疗法是不被允许的。如果医生给患者开安慰剂、并欺骗患者"药物很有效"，那他的行为就与江湖郎中无异，完全背离了现代医疗伦理的根本原则——知情同意原则。

安慰剂给人以无科学依据、招摇撞骗的印象。然而，自20世纪50年代以来，科学界一直在探讨为何安慰剂能发挥治疗作用。1955年H. K. 比切尔（Henry K Beecher）首先发表论文指出："平均来看，安慰剂对35%的患者有效。"① 其后在众多临床领域，安慰剂的治疗效果也得到科学证明。

人们一般认为安慰剂对非器质性疾病的患者有效。然而对安慰剂的效果，按"器质性异常"或"心理性原因异常"的诊断类别来区分，实际上并不充分。例如，对人为造成的疼痛，安慰剂实际上也能发挥镇痛效果。镇痛效果是指内啡肽发挥作用疼痛消失的现象。安慰剂的镇痛机制可能与内啡肽分泌有关②。

安慰剂效果在什么情况下发挥更好作用？不少研究表明，这与患者性格类型没有太大关系，但与患者对治疗的期

① Beecher HK：The Powerful placebo. JAMA 159：1602－1606，1995.

② The Riet G，De Caren AJM，De Boer A，Kessels AGH：Is placebo analgesia mediated by endogenous opioids? A systematic review. Pain 76：273－275，1998.

待程度有关。患者期待越大，安慰剂效果越好。例如对支气管哮喘患者说，“这是收缩支气管的药物”，实际给患者吸入雾化生理盐水，患者也会出现哮喘症状；而告诉患者，“这是扩张支气管的药物”，实际上还是给他吸入生理盐水，患者的哮喘症状却能得到缓解和抑制①。即便是科学治疗，安慰剂效果也可能进一步提高治疗效果。

众所周知，医生和护士对安慰剂效果的影响也很大。医生对治疗有信心，对患者态度和蔼、富有同情心，安慰剂效果则增大②。医患关系良好则有利于提升治疗效果；而医生、护士沟通能力不足，对患者性格、心理缺乏了解，治疗效果就可能差强人意。即便是科学的治疗，也可能功亏一篑。是选“医术高，态度差”的医生呢，还是选“态度好，医术差”的医生？其实，这个设问本身就有错误。追求患者最大利益是医疗者的首要职责。医生应该坚持利用循证医学等方法，持续追求最高的科学依据；同时，也应积极构筑良好的医患关系。对医生来说，无论是医术，还是医德，都必须兼而备之。

H. 本森（Herbert Benson）认为，自古以来安慰剂效果就被证明是行之有效且安全的一种治疗法。安慰剂治疗法还

---

① Luparello T, Leist N, Lourie CH, Sweet P: The interaction of psychologicstimuli and pharmacologic agents on airwayreactivity in asthmatic subjects. Psychosom Med 32: 509 - 513, 1970.

② Shapiro AK, Shapiro E: Patient-provider relationships and the placebo effect. In: Matarazzo JD, Weiss SM, Herd JA, Miller NE, Weiss SM, eds: Behaviroral Health; A Handbook of Health Enhancement and Disease Prevention. Wiley-Interscience, New York, NY. 1984.

有利于抑制医疗费①。当然，为抑制医疗费而让患者服用安慰剂的做法，绝对是违背医疗伦理的。而本森也并不是主张为抑制医疗费而利用安慰剂效果；相反，他认为只有充分利用安慰剂效果，才能提高医疗效率。同样的成本，安慰剂效果利用与否，患者获得的利益可能大相径庭。20 世纪初，科得曼曾强调，“医疗效率不能以金钱得失，而应以患者利益来衡量”。充分利用安慰剂效果，不仅可增进患者利益，还有利于抑制医疗成本。

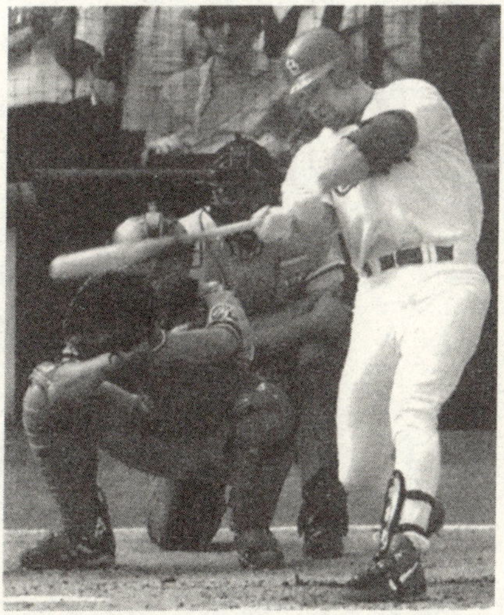

M. D. 迈克威尔第 70 个本垒打

（1998 年 9 月 27 日，AP/WWP）

---

① Benson H：Harnessing the power of the placebo effect and renaming it “remembered wellness.” Annu Reev Med 47：193－199，1996.

提高安慰剂效果，关键在于建立良好的医患关系，这是众多研究者的共识。医护人员治疗态度积极，对患者富有同情心、态度和蔼，对疾患、治疗法详加解释，则有利于提高医疗效率。在医疗教育中，如果不注重行为科学（患者心理）的教育，轻视对患者的服务态度和沟通技能训练，就可能产生负的安慰剂效果，浪费医疗资源。也许有人会质疑安慰剂效果与医疗效率的相关性，但安慰剂效果真的不能等闲视之。它可是创下一个赛季70个本垒打纪录的呀！

附记：

本节内容根据《男性意向》杂志（三菱化学BCL发行，日本）1999年第16期《M. D. 迈克威尔与安慰剂效果》一文修订而成。

医疗逸闻

总统夫人的选择

埃莉诺·罗斯福（Eleanor Roosevelt，1884－1962，美国第32届总统富兰克林·罗斯福的夫人）是一位深受美国人民尊敬的第一夫人。童年时的悲惨经历，播下了她同情弱者、追求自由主义的政治信念。她父亲患有严重的酒精依赖症。她6岁时父母离异，8岁时母亲去世，10岁时父亲去世，由祖母抚养长大成人。1905年，是伯父西奥多·罗斯福总统充当父亲角色，主持她与远房亲戚富兰克林·罗斯福成婚。

婚后11年间罗斯福夫妇共育有6个孩子。1918年埃莉诺发现丈夫与女秘书有染。在丈夫“一刀两断”的誓言下，她虽然继续维持着婚姻关系，但却从此与丈夫别室而居。其后丈夫因小儿麻痹症后遗症无法行走、在失意困顿中度日时，是她挺身而出，开始积极参与政治活动，守卫丈夫的政治地盘。在她的帮助下，丈夫重返政坛，并最终成为美国总统。作为第一夫人，据说她经常向丈夫施加影响，提出各种自由主义政策建议，尤其为提高女性和黑人的地位倾尽了心力。

1945年4月12日，病魔缠身的丈夫因脑溢血在温泉镇去世。然而，她却发现丈夫曾发誓“一刀两断”的情人，此时却正在丈夫的临终榻前。

丈夫去世后，她本准备退出政治舞台。但应杜鲁门总统之邀，她出任了美国驻联合国首任大使。从此，她更以世界第一夫人的形象赢得国际社会的普遍尊敬。

1962 年 9 月底，埃莉诺因发烧不退住进了哥伦比亚大学长老派教会医院（Columbia University Presbyterian Hospital）。过去 2 年间因再生性障碍贫血，她一直服用强的松龙（Prednisolone）。住院后医生们在她胸部 X 片上未发现阴影，但怀疑有粟粒性结核，遂通过骨髓穿刺采取标本后，开始用异烟肼（Isoniazid）和链霉素（Streptomycin）给她进行治疗。

但高烧仍然持续不退。她强烈希望在家里寿终正寝，医生们竭力劝阻也无济于事。主治医生在病历上记载："罗斯福夫人强烈希望回到家里。她有权自己做出决定。"出院后 1 周，骨髓穿刺样本培养结果出来了，为结核杆菌阳性。医生们劝埃莉诺进行治疗，"诊断结果也出来了，可治愈的"，但她坚持要"死在家里"。1962 年 11 月 7 日，埃莉诺在家人的陪伴下安详地离开了人世。11 月 10 日，她的遗体被安葬在丈夫墓旁。

埃莉诺去世后，她的结核杆菌药敏试验出来了。她感染的结核对抗结核药物具有耐药性，即使积极用药也无效。埃莉诺在家等待死亡的选择，看来是明智的。

第五章

患者权益保护

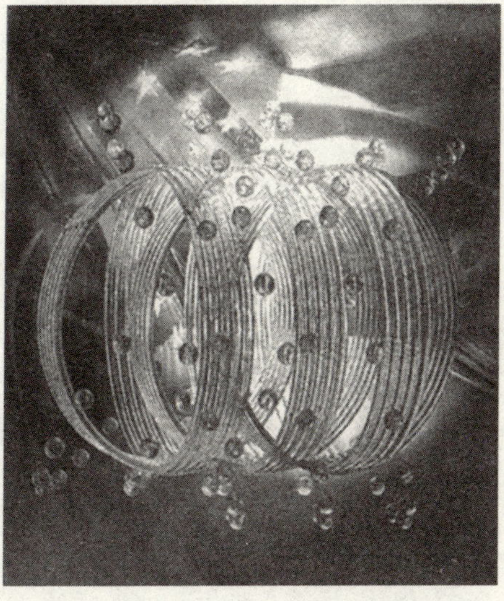

患者代言人制度

所谓患者权益代言人，就是指站在患者立场，为保护患者权利和利益而斗争的人。而在医疗现场，医生、护士则责无旁贷地负有增进患者权益的责任。

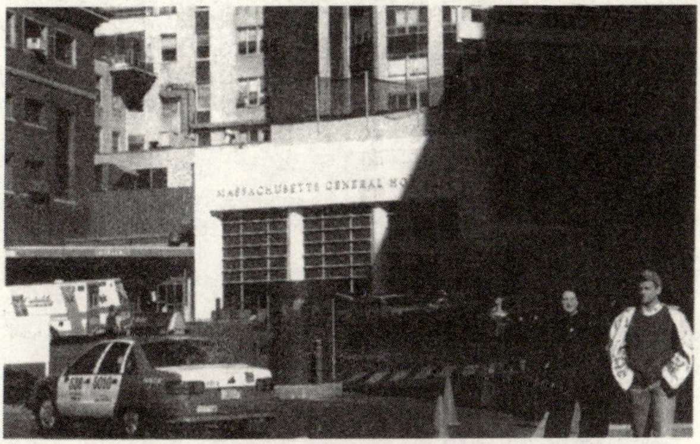

马萨诸塞综合医院正门

医疗是人的行为，医疗者与患者及家属之间难免产生误会。即便医疗者为实现患者最大利益而尽了最大努力，患者及家属也难免抱有不满和充满不信任。如果患者没有表达不满，医疗者很可能以为患者认同自己的诊疗。医患之间的小小误会，也可能因缺乏沟通而愈演愈大，甚至发展成诉讼。由于患者在病中，心理很脆弱，因而在医院，患者权益保护的责任就是："如果您有意见，请一定告诉我们。我们一定向医生、护士转达，帮助解决问题。"

马萨诸塞综合医院患者权益室主任——S. 米拉（Sally Millar）的办公室外面墙上挂着一个镜框，里面是一份已经泛黄的手写体文书。那是医院设立时的批准文件，于1811年由马萨诸塞州州议会颁发。该医院于1821年正式开业。

该医院以悠久的历史和优良的传统而著称。在美国医疗行业处境普遍艰难的大环境下，它仍然努力削减成本，尝试与其他医院合并，建立与开业医生的业务合作网络等，谋求存续之道。尽管经营形势严峻，它仍然坚守“为患者提供更好医疗”的宗旨，设立患者权益室等，继续力践行医承诺。

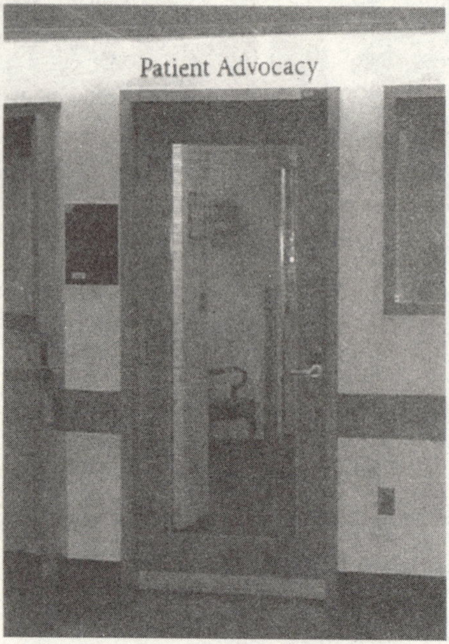

马萨诸塞综合医院患者权益室

该医院患者权益室共有主任米拉以及其他3名员工，专职负责处理患者投诉。他们在各病房大楼都张贴上患者权利说明书以及患者权益室主任米拉的名片，上面写着“有问题，请投诉”。患者权益室位于门诊大厅内最醒目的地方，设立2年来，他们平均每月收到各种投诉达200件。

针对投诉，迅速应对是根本。对一些患者意见，他们直接向查房的医生们反映；对一些投诉的调查结果，他们则直接向院长、临床部长以及护理部长等医院高层汇报。在医院的组织结构中，患者权益室被赋予相当高的级别。医生们遭遇患者投诉时，会真诚反省，找出自己不足的地方；而一些医护人员，因遭遇“难缠”的患者，也会向患者权益室咨询，寻求解决办法。一些精神病患者的投诉甚至给患者权益室的工作人员造成很大的精神压力。当患者的投诉呈现一定模式时，米拉则对投诉信息进行系统整理，以供相关部门改进管理体制。

米拉作为护士，在该医院工作了30年。对患者权益室的工作，她满怀热忱，“虽然很忙，很难，但很有意义”。而且，她认为最重要的是，患者反映的意见有人听，心情变好了；医疗者从患者得到反馈信息，也可以更好地改进医疗质量。当被问到权益室门外墙上的批准文件是否为原件时，米拉很惊讶：“哎，这是什么？自己办公室外还有这样的‘文物’，怎么一点儿没注意到呢？”作为患者权益室主任，她实在是太忙了。

一般医院多设立患者代言人职位，负责处理患者投诉，协调解决相关问题。

美国医院协会出版的资料显示，纽约市的西奈山医院于1966年首先采用了患者代言人制度。当时美国公民运动盛行，人权意识高涨。1972年，美国医院协会设立患者权益协会（Society for Healthcare Consumer Advocacy）。其后越来越多的医院开始采用患者代言人制度。1970年仅有10%的医院采用该制度，而90年代末则达到了50%。

当然，设立患者代言人制度也是为了更顺利地通过医疗机构评审联合委员会的老人医疗保险适用资格审查。医院是否具备患者权利保障体制是该机构审查的重要项目之一。由于老人医疗保险占医院收入的30%~40%，因而对医院来说，通过该机构的资格审查就至关重要了。

医院设立患者代言人制度冠冕堂皇的理由是保护患者权利，收集反馈信息，改善临床医疗服务。实际上，医院最期待的是进一步防止医疗诉讼。因而及时应对患者的不满、投诉，避免问题恶化及进一步发展成诉讼才是患者代言人的重要职责之一。马萨诸塞综合医院患者权益室主任米拉就坦言："如果没有患者权益室，起诉我们医院的案件一定会多很多吧？"

谁在侵犯患者权益

在美国，管理医疗盛行，保险公司成为支付方，医生自主权遭遇严重威胁。因而，无论是真心还是假意，"患者权益"已成医疗者的口头禅，成为医疗服务供给方对抗保险公司冠冕堂皇的武器了。

而民主党的克林顿总统则力图通过制定患者权利法来加

强对管理医疗保险公司的限制。美国医学会也一改过去偏向共和党的立场，转而强调保护患者权益，支持该法案。而律师们与美国医学会可以说是死敌，但在这个法案上因利益一致，也表示赞成。对律师们来说，如果保险公司成为医疗诉讼对象，无疑他们的医疗诉讼市场将增大。

另一方面，以前支持民主党的美国医院协会却表示支持共和党，赞成采取温和的限制。由于很多医院参与保险业，直接经营管理医疗保险公司，所以很难赞成加强对管理医疗的限制。1998 年，美国医院协会甚至从组织纲领中删除了增进患者权益一词，从而受到舆论关注。

哈佛大学医学院副教授、剑桥医院（Cambridge Hospital）地区医疗部部长 D. 赫姆斯登（David Himmelstein）医生，是组织医疗者开展反对管理医疗运动的领军人物之一。在美国医疗中，医生会成为保护患者权益一方吗？他的回答意味深长："医疗者不得不保护患者权益，这不是很奇怪吗？如果医疗正常，医疗者有保护患者的必要吗？患者必须进行保护，不是因为患者权益正在遭受侵害吗？究竟是谁在侵害患者权益呢？"

医疗委员会的作用

权力均衡与制约是美国社会的根本原则之一。该原则旨在防止权力过度集中于个人或机构，避免权力滥用，因而它贯穿于美国社会的各个层面。掌握权力的人并不一定都人格高尚，人一旦掌权反而易滥用权力。因此，必须用制度防止权力滥用。在医疗领域也不例外，生病的患者往往处于弱势，如何防止医疗者滥用权力就需诉诸制度了。

毋庸置疑，绝大多数医疗者都忠于职守，为实现患者最大利益而努力不辍。但是，也不乏例外，有的医疗者医术低劣，蒙骗患者；有的甚至卑劣无耻，刁难患者。为避免患者孤立无援，美国建立了专门的行政制度体系，防止医疗者滥用权力。保护患者免受恶劣医疗的侵害成为行政的职责。

在美国，各州设立医疗委员会，负责行医执照的颁发，以及对出现医疗问题的医生进行调查、处分等。各州制度不一，现以纽约州为例，介绍一下医疗委员会的实际工作。

纽约州有 6 万多名医生拥有行医执照。医疗委员会每年收到约 5000 件患者投诉，其中 50% 以上是由患者或家属直接投诉的。医生对同事出现的“医疗问题”也有检举义务，若听之任之则自己也会受到处分。医疗机构对医生进行内部处罚时，也有义务向医疗委员会报告。

1992 – 1996 年，投诉量并没有太大变化，但对医生的处罚件数却逐年增加（1992 年 124 件，1996 年 311 件）。吊销行医执照、停止行医资格的严重处分增加了 2 倍以上（1992 年 59 件，1996 年 184 件）。从 1996 年的数据来看，纽约州每 300 名医生就有 1 名被处分，每 2 名受处分的医生中，就有 1 名被吊销行医执照、停止行医资格。在 1992 – 1996 年，很难想象恶劣医疗件数会增加 2 倍以上，只能说对医生的处罚标准更严厉了。医疗委员会成员大部分是医生（1996 年，委员共 229 名，其中医生 180 名）。这样的处罚是否也显示了医生们剔除恶劣同行的决心呢？由于处分结果属官方信息，按法律规定须公开，因而纽约州医疗委员会每月都在官方网页上公开受处分医生的真实姓名、处分内容等。

什么样的医生或诊疗行为因不恰当、性质恶劣而被处分呢？以下是纽约州医疗委员会（New York State Board for Medicine）提供的实例：

（1）反复出现诊断、治疗错误，能力不足。

（2）用错药物剂量，未能预测药物副作用风险，工作不严谨。

（3）对患者有性骚扰行为，违反职业道德。

（4）提供虚假诊断证明，协助犯罪。

（5）醉酒或在药物影响状态下进行诊疗活动。

（6）对危重紧急患者置之不管，未履行职责。

（7）利用患者弱势，强行推销某种治疗、器械或药品等。

（8）有种族、宗教等歧视，拒绝诊疗。

（9）保证绝对治愈。

（10）未征得患者同意擅自进行诊疗。

（11）故意欺负、刁难患者。

（12）拒绝向患者或其他医生提供病历或 X 片。

（13）无资格诊疗。

（14）行医执照停止期间从事诊疗或持无效执照诊疗。

（15）未取得患者许可，擅自泄露患者信息。

（16）未如实记录患者诊疗信息，病历不完整。

另外，对患者态度恶劣并不是处罚因素。但是，医疗委员会严重警告：与患者沟通不畅很可能造成严重后果；医生应尊重、理解患者，耐心解释，这是最起码的职业道德。

患者团体参与政治决策

权益代言人是指站在某人的立场，为保护其权利或利益而斗争的人；它也指倡导某种思想或主张，为实现其信念而进行活动的人。患者权益代言人则是指在医疗一线，站在患者立场，为实现患者利益而斗争的人；也指为实现以患者为中心的医疗，努力推进医疗改革运动的人。

在美国，为实现以患者为中心的医疗，不少市民团体开展草根运动，积极推进医疗改革。美国家庭联盟（Families USA）就是典型的患者权益市民团体。它成立于1985年，不仅为促进患者权益而开展广泛的市民运动，而且其研究能力也受到很高评价。在克林顿总统设立的医疗产业消费者保护及医疗质量总统咨询委员会（the President's Advisory Commission on Consumer Protection and Quality）中，其理事长R. 波拉克（Ron Pollack）被聘为咨询委员（共34名），代表消费者参与医疗保险改革（美国患者权益保护运动应属于消费者运动，是始于20世纪60年代N. 内德等领导的消费者运动的延伸）。

患者权益保护团体中的佼佼者，则是患者病种团体，即某种疾病患者为保护自身利益而成立的团体。患者病种团体难以胜数，几乎囊括了所有病种。而最具影响力的则当属美国乳腺癌联合会（National Breast Cancer Coalition，NBCC）。在各大病种中，乳腺癌研究获得的政府预算遥遥领先，具有极大的政治影响力。1997年美国乳腺癌患者死亡人数为4.4万人，乳腺癌研究预算为5.5亿美元，超过肺癌（年死亡人数16万)、大肠癌(5.5万)、肝癌(1.2万)等获得的政府预算之和。

美国乳腺癌联合会不仅参与政治决策，甚至发挥其政治影响力，介入政府高官人事更迭。1997年它就曾迫使美国卫生部副部长辞职。

美国卫生部设有联邦乳腺癌协调委员会(Federal Breast Cancer Coordinating Committee)，负责审议有关乳腺癌政策。委员会设2名主席，即来自民间的美国乳腺癌联合会会长F.威斯科(Frances Visco)，以及来自政府的负责女性健康领域的卫生部副部长S.布鲁门塔(Susan Blumenthal)。委员会两位主席就预算分配严重对立，威斯科重视乳腺癌研究，而布鲁门塔却重视乳腺癌预防教育。最后威斯科对布鲁门塔提出不信任表决，结果以7比1通过。来自民间的7名委员全部投了不信任票；来自政府的委员中，只有布鲁门塔自己投了信任票，其他5名委员则投了弃权票。来自政府的委员们惧怕遭到威斯科反感，更慑于威斯科对预算分配的强大影响力。

委员会通过不信任表决后，布鲁门塔辞去卫生部副部长之职。其后她被任命为总统的女性健康问题主任助理，但仍然遭到威斯科反对，布鲁门塔只好放弃上任。

美国乳腺癌联合会政治影响力巨大，与之相比，前列腺癌患者团体就明显处于弱势。前列腺癌患者年死亡人数为4.2万人，与乳腺癌的4.4万人相差无几，其研究预算却只有乳腺癌的1/5左右。然而，随着前总统候选人R.J.多尔、因海湾战争一跃成名的H.N.斯瓦茨科夫(Herbert Norman Schwarzkopf)将军等名人相继患上前列腺癌，以及他们不断诉诸媒体强调前列腺癌研究的重要性，情况才逐步改观。

前列腺癌患者团体中影响力最大的当属 M. R. 密尔肯（Michael Robert Milken）创立的前列腺癌治疗协会（Association for the Cure of Cancer of the Prostat，Cap CURE）。密尔肯因成功操作垃圾债券（偿债能力低的债券）而成为巨富，被称为“垃圾债券皇帝”。1990 年他被判证券欺诈罪，罚款 11 亿美元，并处刑期 10 年。其后他因积极协助政府调查证券而被减刑，2 年后出狱。出狱后他被诊断出患有前列腺癌，于是于 1993 年创立基金会。

作为经营咨询师，密尔肯的客户中不乏声名显赫的人物，其中包括 CNN 创始人 T. 特纳（Ted Turner，也是棒球亚特兰大勇敢者队 the Atlanta Braves 的老板），澳大利亚媒体大王 K. R. 默多克（Keith Rupert Murdoch，1998 年收购洛杉矶道奇队 Los Angeles Dodgers）等。密尔肯充分利用自己的人脉和财力，积极推进前列腺癌患者权益运动。据说靠经营垃圾债券时代掌握的“秘密”，对他的募捐，财界人士很少有能说“不”的。

美国人深信“人无自助，其谁与”这句话。患者团体开展的患者权益运动，也可说是这种自助意识的体现。在医疗政治决策上，患者团体影响力巨大，患者（消费者）发挥的作用也越来越大。

患者自我学习

M. 斯特里普（Meryl Streep）是第 52 届奥斯卡最佳女配角奖得主、第 54 届奥斯卡最佳女主角奖得主。1997 年 2 月，她主演的电影《首先，请不要伤害》上市。影片名称源于希波克拉底誓言。

这是一部根据真实故事改编的电影。斯特里普在影片中扮演一位母亲，有3个孩子，丈夫是长途货车司机。他们一家五口在农场里过着平凡幸福的生活。然而，小儿子的癫痫发作打破了以往的宁静。他服用各种常规药物，却完全没有效果。医生继续尝试各种药物。可是，在母亲看来，治疗不过是让儿子受更多副作用折磨罢了。不久丈夫的医疗保险也到期，儿子的医药费成为沉重负担，家里的房贷也还不起了。

最后，医生表示，儿子患的是耐药性癫痫，要控制发作，唯有施行脑外科手术。看着医生不带任何感情地说明手术后遗症，斯特里普犹豫了。到目前为止，各种治疗被证明都是徒劳的，而药物副作用却确确实实地伤害着孩子的身体。

为了更好了解癫痫，斯特里普开始去图书馆涉猎各种医学教科书。她发现有一本教科书上记载，生酮饮食疗法（ketogenic diet）可以治疗癫痫。斯特里普与主治医生商量，希望能在手术前试一试，却遭到断然拒绝："生酮饮食疗法不是正规的医学治疗，也没有经过临床试验证明，是不科学的。"实施手术的压力越来越大，斯特里普联系上霍普金斯大学（Johns Hopkins University）进行生酮饮食疗法的儿科神经科医生。结果她准备偷偷将孩子带出医院时被阻止。主治医生甚至警告："如果不听从医生劝告，州政府将通过法律手续获得孩子监护权，然后决定给孩子做手术。"

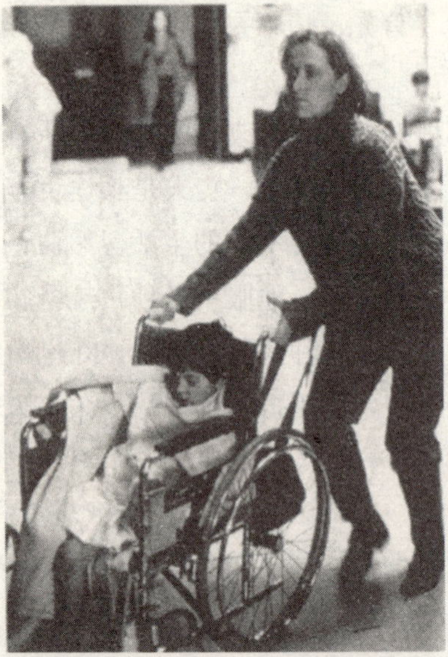

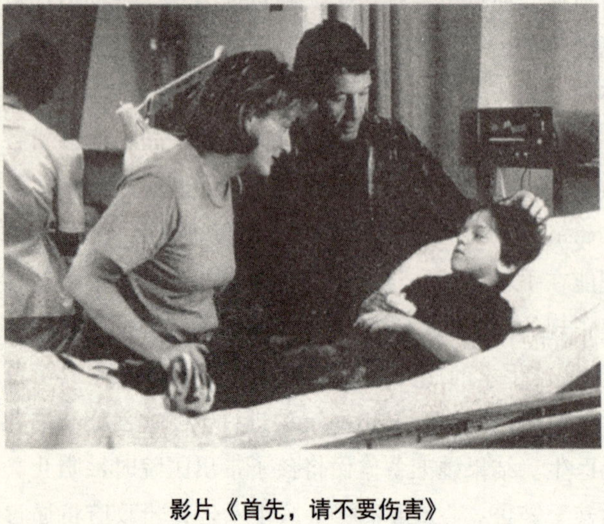

影片《首先，请不要伤害》

然而，母亲并不轻言放弃，继续争取。她的拳拳爱子之心终于感动了顽固的主治医生。他同意让孩子试一试，但提出条件："除非有医生陪伴，否则孩子不能进行长途旅行。"在医生朋友及护士的陪伴下，他们来到霍普金斯大学医院就诊。专业营养师精心计量、指导孩子的饮食。门诊治疗期间，他们借住在医院附近的修道院里。修道院原本不能留宿男性，但对孩子的留宿也网开一面。治疗成功了，孩子的癫痫发作奇迹般地消失了。

虽然生酮饮食疗法仅对1/3的癫痫有显著疗效，但由于"没有临床研究的科学证据"，仍是非主流疗法。在现实生活中经过生酮饮食疗法后癫痫发作消失的患者也在该片中作为演员出场，展示了他们良好的健康状态。而导演J. 亚伯拉罕（Jim Abrahams）的儿子查理（Charlie）本身就是癫痫病患者，对癫痫药有耐药性，因生酮饮食疗法而免于手术。基于真实的故事，影片看起来格外真实，富有感染力。

斯特里普在现实生活中也是一位有4个孩子的母亲，孩子们与查理同校。作为朋友，她对亚伯拉罕家与疾病的斗争可谓感同身受。

1992年，由S. 萨兰登（Susan Sarandon）、N. 诺特（Nick Nolte）主演的电影《洛伦佐的油》（Lorenzo's Oil），也讲述了父母通过自我学习为孩子找到治疗法的故事。孩子患了先天性代谢紊乱综合征，被告知只有2年的预期寿命。父母救子心切，每天都去华盛顿的国立图书馆涉猎各种生物化学教科书、文献等，终于找到新的"治疗法"。

影片《首先，请不要伤害》聚焦了医生与患者的矛盾；

而《洛伦佐的油》则展示了在患者团体中患儿父母间的矛盾，以及患者团体与医生、研究者之间的矛盾。两影片主题相似：医生坚持“外行，懂什么”；而患者、家属则不屈于命运，坚持不懈，终于找到治疗法。患者、家属亲自学习疾病知识是再自然不过的事了。

积极提供医学信息

20 世纪 70 年代，在美国，患者、家属自我学习逐渐流行。1972 年，一项违背伦理道德的医学研究——塔斯基吉梅毒实验（the Tuskegee Syphilis Study，1932 – 1972 年）曝光。假实验之名，医生们对黑人梅毒患者，不是积极进行治疗，而是放任其病情发展，观察自然发病过程。这一丑闻，在现代医学史上，可谓臭名昭著。1971 年，女权运动的畅销书《我的身体，我做主》（Our Bodies，Ourselves）出版。这两件事极大地促进了患者、家属自我学习的热忱，同时也加剧了人们对现代医疗、尤其是对医生的不信任。

1998 年笔者翻译出版了小说《知情同意》（Informed Consent，学会出版中心，日本）。小说上篇讲述了一位在医科大学附属医院工作的内分泌科医生如何用真诚获得一位患者的信任（律师，讨厌医生）。下篇中，患者开始信任医生，希望更多了解自己的疾病。主治医生与患者到医学院图书馆共同查阅文献资料。医生患者共同学习，为知情同意赋予了新的含义，也为小说情节的发展埋下了伏笔，显示出作者的独具匠心。原作者 N. 拉文（Neil Ravin）透露，在加拿大一医科大学，小说被当做医患关系教材使用。

《知情同意》小说在发表之初（1983 年），以医生与患者共同学习的新题材而颇受好评。如今，患者自己了解、学习、收集有关疾病信息已非常普遍。医生们早已不再粗暴斥责患者“外行，懂什么”了，而是鼓励患者多学习疾病知识。另一方面，如果医生知识更新不够，对疾病的了解不如患者，被患者淘汰也不是什么新鲜事吧？

很多医院也纷纷开设患者学习中心，为患者学习提供实质性的支持。1996 年，在波士顿的大医院中，贝斯－以色列迪肯医疗中心首先设立患者学习中心。达纳－法伯肿瘤研究所紧随其后。1999 年，马萨诸塞综合医院也加入其中。

患者学习中心除配有临床医学的各种专业教科书和教学录像外，还提供数台联网的电脑以检索文献。还有如图书管理员、护士、以前的患者等志愿者协助检索信息。马萨诸塞综合医院患者学习中心的负责人由患者权益室主任 S. 米拉兼任。可见患者学习中心也是患者权益活动的一部分。

患者学习中心不仅帮助患者收集信息，它也是医生们向患者提供信息的场所。例如贝斯－以色列迪肯医疗中心的患者学习中心就制作了各种疾病的宣传手册，如肝炎、乳腺癌、支气管哮喘等，简明扼要地介绍各种疾病诊断、治疗的最新信息。手册内还附有相关的教科书、录像作品清单，甚至相关网站地址等。

现在，患者获取医学信息的途径很多。如果医疗者再坚持“不过是外行，学了管什么用”，那就实在是太落伍了。患者可通过网络查阅疾病信息，如各种患者团体、国立卫生研究所、学会以及医疗机构等的网页。

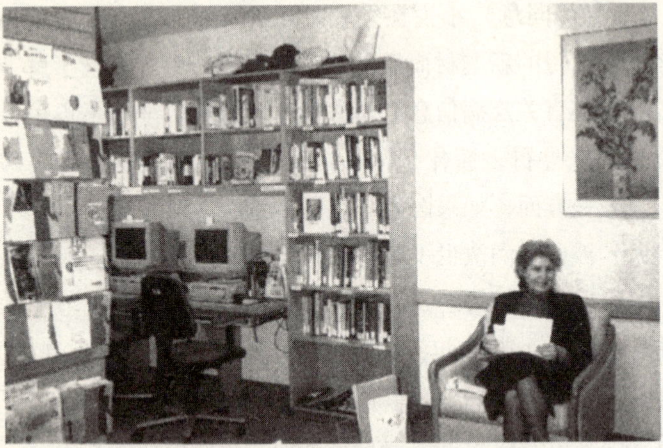

达纳－法伯肿瘤研究所患者学习中心

对一些癌症患者来说，现行治疗法已无多大疗效。这些患者可通过网络查询正在进行的临床试验，申请成为受试者。1997年6月，美国国家医学图书馆（National Library of Medicine，NLM）开通医学文献免费网上检索系统（数据库约含900万件医学文献资料，http：//www.ncbi.nlm.nih.gov/PubMed/），每天点击率超过100万次。另外，还有的公司为患者提供医疗信息有偿检索、分类的服务等。例如，在阿肯色州，一家公司就以350美元一件的价格提供医疗信息检索服务。

现在垄断医疗信息、限制患者接触的做法几乎是行不通的。医疗者只有积极协助提供相关信息，才有利于增进患者信任。

在管理医疗模式下，保险公司直接介入医疗服务内容，患者对医生的不信任加剧："医生真的会为实现患者最大利益而努力吗？他们是否对保险公司言听计从，一心只想着控制成本？”在医疗不信任的时代，对医疗者来说，唯有尽力协助患者收集医疗信息才是最佳选择吧？

只要不太出格，患者自我学习也不会对医生造成多大困扰吧？

医疗逸闻

华盛顿总统的死因

1799 年 12 月，美国首任总统乔治・华盛顿（Geoge Washington）去世。死亡原因是细菌性喉头炎，但据现在的分析，直接原因应是放血疗法导致的失血过多。

放血疗法在当时非常盛行，似乎有缓解充血性急性炎症的效果。在他去世前的 12 小时里，他的放血量多达 2365 毫升，结果血液变得黏稠，放血效果显著下降（血压下降，呈脱水状态时，放血效果当然下降）。而参与治疗的是当时的 3 位名医。华盛顿总统去世后，3 位医生各得到 40 美元的诊疗报酬（相当于现在的 375 美元）。

用现今的医学知识来看，华盛顿总统无疑是给治疗死的，然而当时的医疗界对放血疗法却深信不疑。他去世后，第四位医生赶到，建议加热已经发凉的尸体，并实施气管切开、人工呼吸等复苏措施（现在看来，无疑是天方夜谭）。不过，总统夫人拒绝了。

1999 年 12 月，华盛顿总统逝世后 200 周年，《新英格兰医学杂志》详细介绍了他临死前的情况。我们如今实践的医疗，在 200 年后的医生们眼里，是否也会如此滑稽?

后 记

G. J. 阿纳斯（George J. Annas）是波士顿大学公共卫生学院（Boston University, School of Public Health）教授，以著作《患者的权利》（The Rights of Hospital Patients）知名，被公认为医疗法律、伦理学方面的权威。每当脏器移植、不孕症治疗以及人类克隆技术等前沿医学引发伦理问题争议时，他都以独特的视角、犀利的笔触予以评论。他的论文不时出现在《新英格兰医学杂志》上，他是美国医学界的舆论领袖。

本书出版前，笔者曾有幸与阿纳斯教授交谈。笔者表示，“希望将美国医疗的真相介绍给日本读者。在日本，有些人主张医疗市场化，认为管理医疗才是医疗的全球标准模式。”“这真让人担心啊，”阿纳斯教授慨叹，“为什么要照搬美国医疗最失败的地方呢？”然后他一针见血地指出，“医疗的全球标准并不是市场化或管理医疗。医疗全球标准的真谛在于透明性（transparency）和说明责任。”

本书内容以在医学书院发行的《周刊医学界新闻》上连载的《美国医疗的光明和黑暗》为主，收集了笔者近2年发表的文稿。本书主旨，正如阿纳斯教授一语道之的，在于实践医疗透明性与说明责任原则。医疗者该如何身体力行透明性与说明责任原则？在第一章“系统防止医疗失误”中，马丁纪念医疗中心真诚应对本·科尔勃的医疗失误死亡事件的做法，堪称楷模。而严重践踏透明性和说明责任原则的反面典型无疑正是第三章“管理医疗的失败”中介绍的利用审查制度了吧？这也应该是美国人对管理医疗深恶痛绝的原因所在。防止医疗失误的努力，堪称美国医疗的“光明”；而管理医疗正是美国医疗的“黑暗”。当透明性和说明责任原则得到遵守，医疗就会大放光彩，让人由衷感动；当其受到践踏，医疗就会陷入黑暗，变得面目可憎。

我在演讲时，经常有听众提问：“在日常医疗中，如何具体实践透明性和说明责任原则?”我的回答是，忠实履行患者知情同意原则。遗憾的是，在日本，目前仍有很多医疗者对知情同意原则心存误解，认为它“不过是一种文件形式，以得到患者签名同意，避免诉讼而已”。他们并没有真正理解“所谓知情同意原则，是指医疗者与患者为实现共同目标，共同参与制订治疗方案的一个过程”。进而言之，知情同意的根本理念在于“对自己的生命、身体，自己有决定权。也即患者自主权（autonomy）是基本人权”。如明知放弃治疗会出现死亡后果时，有的患者可能仍然拒绝治疗。这时，医疗者当然无权无视患者意愿，强行予以治疗；相反，医疗者还有尊重患者意愿的义务。在日本，是否有医生以“医生判断权”为名侵犯患者的自主权呢？医生判断权一词本身意义都模糊不清。其实，即便患者做出不明智的决定，医生也无否决的权利。

知情同意原则不仅在重大诊疗决定时必须执行，而且应贯穿于日常诊疗中。对医疗者来说，给患者检查、抽血不过是例行工作；然而对患者来说，这却意味着身体接触。因此，即便在常规诊疗中，也应向患者详细说明，不要让患者感到不适。忠实于知情同意原则，医疗者自然就会礼貌对待患者。试想，如果有人突然将手伸进你内衣下面，你会是什么感觉？检查患者腹股沟淋巴结时，当然应事先对患者说明了。知情同意原则当然还意味着尊重患者感受。在笔者曾就职的马萨诸塞综合医院，患者住院时都会得到一份写有 患者权利的文件，列有10项权利，第一条就是“患者有被尊重、理解的权利”。

在日本医疗中，透明性与说明责任原则得到执行了吗？纵观日本医疗现状，不能不让人一片黯然。上有厚生省隐瞒艾滋病药物副作用事件，下有在医疗一线屡屡无视患者知情同意权的做法。“无论是前还是后，都是黑暗一片啊。”

下面对本书各章略加点评。

第一章“系统防止医疗失误”，介绍美国为防止医疗失误所作的努力。1995年，美国媒体不断曝光各种医疗失误事件，一时舆论汹汹。其后，在美国医学会、医疗机构评审联合委员会、联邦政府、议会等共同努力下，防止医疗失误已经取得相当大的进展。然而，日本却如何呢？有时，厚生省像突然觉醒似的召开“紧急会议”，或是制定“风险管理指南”等，恍若有所作为。但与美国相比，厚生省和医疗界的应对只能算是温吞水，了无魄力。至今日本医师协会对“医疗失误”一词还心存忌讳，避免使用该词（虽然谈论医疗事故，但忌讳医疗失误）。作为医疗者，他们的说明责任意识是否有所欠缺呢？

近年来日本媒体对医疗失误事件的报道增多，但医疗失误并不是始于今日。一直以来，日本医疗界对医疗失误都是“能遮则遮，能藏则藏”，实行迷雾政策，尽量逃避责任。对医疗失误，他们不是坚持透明性、说明责任原则，努力采取措施防止再犯；而是一味隐瞒掩盖事实真相。现在，面对不断曝光的医疗失误事件，日本医疗界又将如何应对呢（对长期的隐瞒掩盖，该是彻底算账的时候了），恐怕仍是一片茫然吧？

防止医疗失误，追根究底，就是为提高医疗质量。为保证医疗质量，美国设立有医疗机构评审联合委员会等制度上的保障。而与该机构大有渊源的E. A. 科得曼，则早在20世纪10年代就已开始开展运动，倡导保证医疗质量的重要性。在医疗质量保证上，美国可谓有着悠久的历史。本章末的部分介绍了科得曼进行的医疗活动，以及他如何亲自实践医疗透明性和说明责任原则，并为推广该原则而与哈佛大学医学院、马萨诸塞综合医院等权威主义所作的抗争。在日本，并没有美国那样悠久的医疗质量保证传统。要建立医疗质量保证制度，不仅需要极大的意识革命，还需要变革医疗界论资排辈的权威主义传统。

另外，本章还以第三人称讲述了笔者从事医疗失误评论的动机。由于事涉亲身，万难冷静地使用第一人称，还望读者海涵。

第二、三章分别讲述了“老人医疗保险抑制医疗费”和“管理医疗的失败”，属医疗经济领域范畴。日本也有人主张效仿美国，以为这样就有利于提高医疗质量。实践证明，改变诊疗报酬制度或医疗保险制度，并不一定能提高医疗质量。而美国实行这两种制度是为了抑制医疗成本。美国实行疾患种类定额支付制度后，又设立同行监察机构，以防止医疗质量下降。实际上，同行监察机构也更注重抑制医疗成本，而不是保证医疗质量。疾患种类定额支付制度实行后，医疗设施有增加住院人数的动机。要抑制医疗成本，该如何限制住院人数呢（医疗服务量）？对此，美国至今尚无良策（要通过改革诊疗报酬制度抑制医疗成本，关键在于“谁决定医疗服务单价”）。为什么厚生省急于倡导实行疾患种类定额支付制度呢？该制度既不可能提高医疗质量，厚生省也未提出限制医疗服务量、抑制医疗费的良方。企图通过疾患种类定额支付制度实现医疗标准化、提高医疗质量的主张纯属无稽之谈。

要真正提高医疗质量，首先，需要培养良医，充实医学院及在职教育；其次，改革医生行医执照管理制度，保障良医，驱逐庸医；最后，在保证患者权利的基础上，建立医疗均衡与制约制度。这才是正道！以为只通过对诊疗报酬制度进行小小的改革（金钱操纵）就可提高医疗质量，这种想法实在是螳螂挡车，自不量力呀。

从疾患种类定额支付制度到管理医疗的盛行，美国医疗发生了深刻变化。究竟是什么改变了美国医疗的图景？正是由于社会对医疗的不信任以及医疗者的懈怠。社会对医疗的不信任包括两方面：医生或医院是否实施了过度医疗（对医疗服务量的不信任）；医疗是否正确（对医疗服务质量的不信任）。正是医疗者未给予充分说明（对社会没有尽到说明责任的义务），才有了同行监察机构和管理医疗的利用审查，从而形成第三方监督医疗服务内容的制度。如果日本医疗不能理直气壮地说“我们提供的医疗是必要而且正确的”，日本医疗就很难保证不会重蹈美国医疗的覆辙。

第四章“药品市场几家愁”。管理医疗宣扬“市场机制下的医疗保险不仅能抑制医疗成本，还能提高医疗质量”，然而美国药品负担的逆增性问题突出。在美国药费成本不仅未得到抑制，反而成为世界上最高的，而且越是弱势群体（慢性病患者、老人），支付的药品价格越高，负担愈重。

第五章“患者权益保护”。在今后的医疗中，患者发挥的作用将越来越大。在互联网如此普及的时代，医疗信息唾手可得（据统计，医疗信息网站的点击率超过色情网站）。如果再坚持“你听就得了”的权威式医疗，医疗者迟早会被患者抛弃。

最后，关于知情同意原则以及与患者的交流何其重要，谨以引文作为结语。该论文第一作者为法律学者，这是他对医疗者的忠告：

“我们生活在一个诉讼社会中，医生们时刻警惕着医疗诉讼。作为法律学者，我的最大忠告是：要理解、体谅患者，平等对待患者；要保持与患者交流，要一而再、再而三，不厌其烦；要铭记，知情同意是一个过程。在实践知情同意的过程中，你就能了解各个患者的决策方式。不要急于让患者做出决定；不要让患者觉得你太忙，忙得都无暇与他交流。要知道，无论你提供了多少医学信息，如果患者觉得你根本无暇听他谈话，他就可能迁怒于你。要知道，‘愤怒的患者’还有一个名称，那就是‘原告’。”（Annals of Internal Medicine 156∶2521，1996）